ALEXANDER TECHNIK

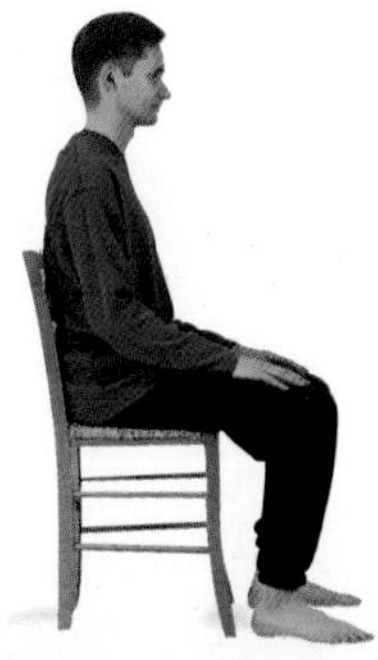

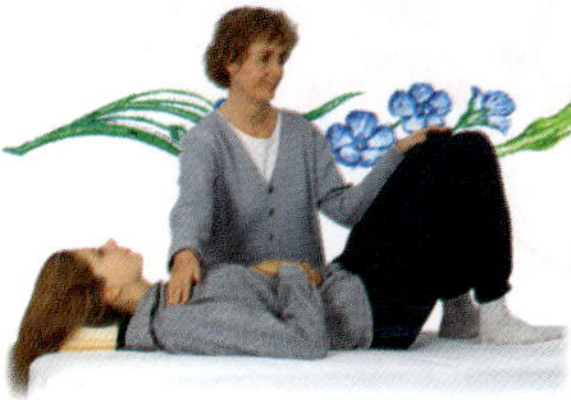

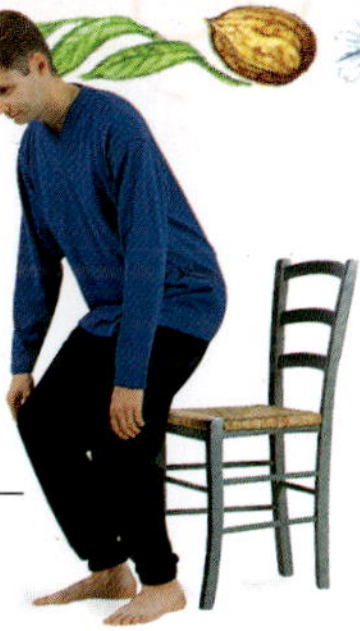

ALTERNATIVE HEILKUNDE

ALEXANDER TECHNIK

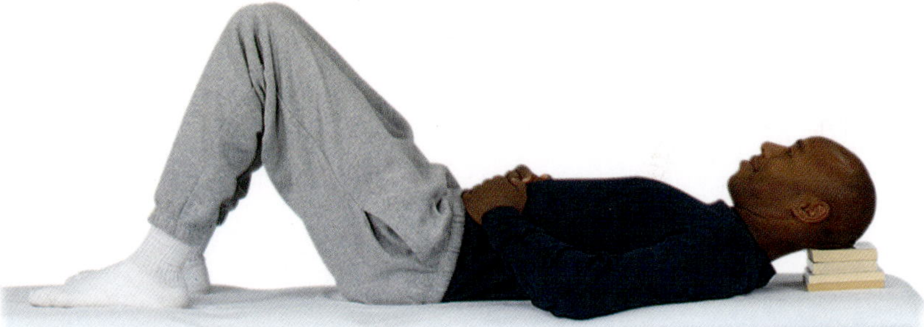

AILSA MASTERTON

KÖNEMANN

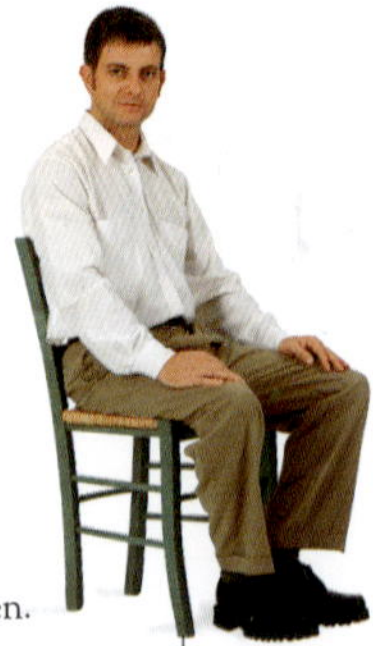

Originaltitel: Alexander Technique

© 1999 für die deutsche Ausgabe:
Könemann Verlagsgesellschaft mbH
Bonner Str. 126, D-50968 Köln
Übersetzung aus dem Englischen:
Wolfgang Beuchelt
(für Regine Ermert)
Koordination, Redaktion und Satz:
Regine Ermert
Fachliche Beratung: H.-B. Hannebohn
(für Regine Ermert)

Projektleitung: Sylvia Hecken
Hestellungsleitung: Detlev Schaper
Assistenz: Ursula Schümer
Druck und Bindung: Sing Cheong
Printing Co., Ltd.
Printed in Hong Kong, China

ISBN 3-8290-2051-1
10 9 8 7 6 5 4 3 2 1

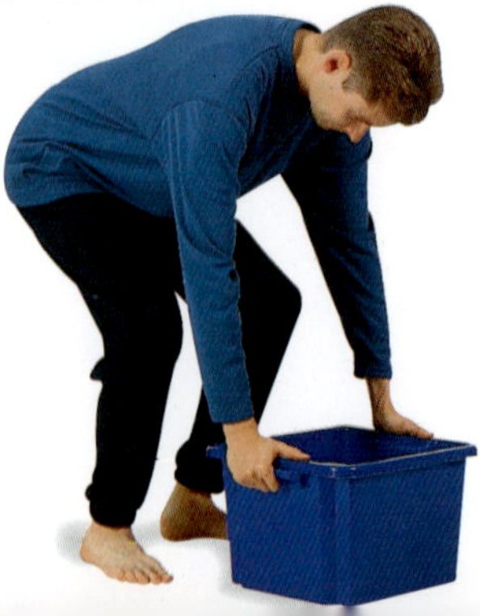

DANKSAGUNG:
Der Verlag dankt für die Überlassung von Abbildungen: Hutchison: 23; Zefa: 7 o. r., 7 u., 16 o. l., 28 u.

Besonderer Dank gilt Ailsa Masterton, Lily Adams, Maria Anderson, Paul Castle, Robert Chappell, Jonathan Dean, Jane Hallwood, Julia Holden, Natalie Jerome, Darren Law, Rebecca McGratty, Claire Morgan, Peggy Painter, Neil Redfern, Mat Rose, Jacob Swirsky, Art Terry, Sammy Thomas für die Hilfe für bei den Fotografien und Crescent Clinic, Brighton, sowie Robert Harding, Brighton, für die Requisiten.

WICHTIGER HINWEIS:
Dieses Buch ersetzt keine medizinische Beratung! Konsultieren Sie darum vor jeder Selbstbehandlung einen qualifizierten Heilpraktiker, Therapeuten oder Arzt!

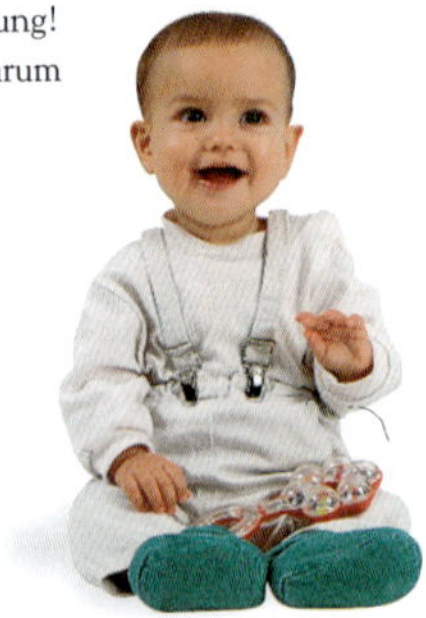

Inhalt

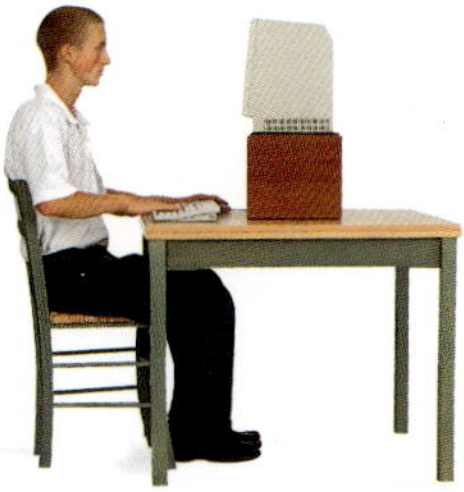

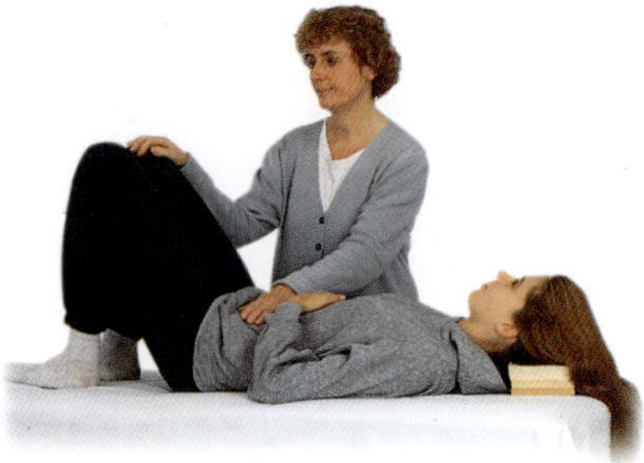

Was ist die Alexander-Technik?

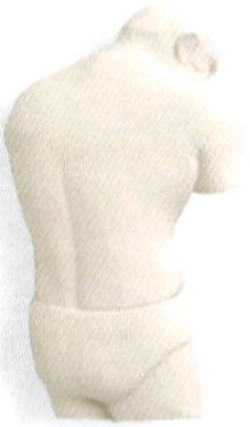

OBEN: **60 % der erwachsenen Bevölkerung leiden unter Rückenbeschwerden.**

»Jeder Mann, jede Frau und jedes Kind besitzt die Möglichkeit zur körperlichen Perfektion; es obliegt uns, dieses Ziel durch persönliches Verständnis und eigene Anstrengung zu verwirklichen.«

FREDERICK MATTHIAS ALEXANDER

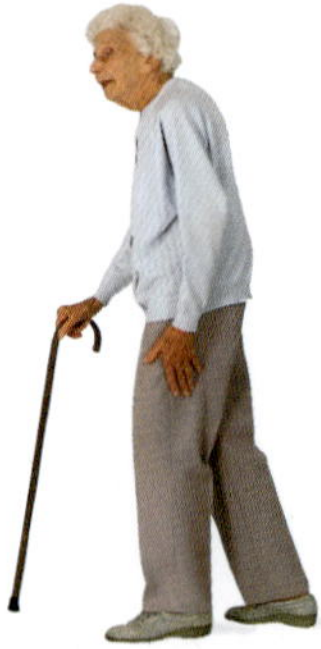

OBEN: **Die Alexander-Technik kann auch Arthritispatienten helfen.**

Die meisten von uns verrichten selbst die einfachsten physischen und mentalen Arbeiten mit einem unnötigen Maß an Anspannung, das die Leistungsfähigkeit beeinträchtigt. Das Resultat können ein steifer Hals, schlechte Haltung, Rückenschmerzen und andere Beschwerden sein, die uns dauerhaft behindern. Diese Folgen will die Alexander-Technik verhindern. Es ist möglich, unsere Art zu gehen, zu sitzen, zu stehen oder zu arbeiten, so zu ändern, daß wir eine gesunde natürliche Haltung und Balance zurückgewinnen. In einem schrittweisen Prozeß können wir unsere schädlichen Gewohnheiten, die wir über Jahre hinweg antrainiert haben, erkennen und uns eine körperlich wie geistig gesündere Haltung erarbeiten.

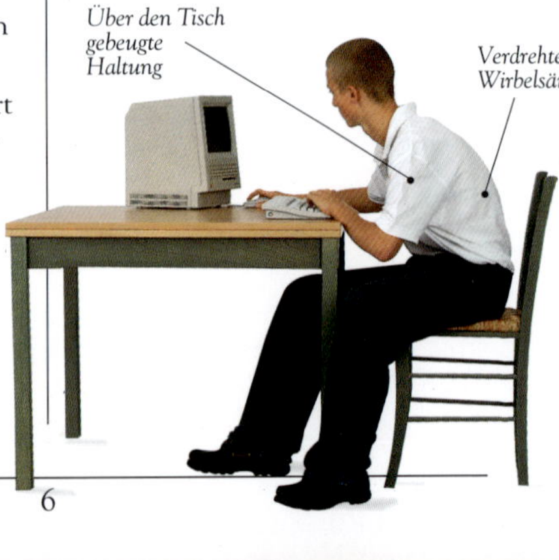

RECHTS: **Bei der Arbeit, in der Schule und zu Hause entstehen schnell schlechte Haltungsgewohnheiten.**

Vielen Menschen wird zunehmend bewußt, daß geistige, körperliche und seelische Gesundheit zusammenwirken. Alexander-Lehrer berücksichtigen darum die gesamte Person und begreifen den Körper als eine Ganzheit, die von Denkprozessen und Emotionen beeinflußt wird.

Die Alexander-Technik wird im Einzelunterricht vermittelt. Die Lektionen zielen darauf ab, das körperliche und geistige Wohlbefinden zu verbessern, indem sie Muskelanspannungen reduzieren und die Beziehung zwischen Kopf, Nacken und Rücken optimieren.

Wem kann geholfen werden?

Die Alexander-Technik bietet sich an für:

- Menschen mit Rückenschmerzen, Verspannungen in Nacken und Schultern, steifen Gelenken, Haltungsproblemen, Atembeschwerden und Arthritis.
- Menschen mit berufsbedingten Beschwerden, z. B. Haltungs-, Abnutzungs- und Überbeanspruchungsproblemen. Von der Alexander-Technik profitieren Angehörige aller Berufsgruppen, die von der Funktionsfähigkeit ihres Körpers leben, unter anderem Zahnärzte, Handwerker, Bauarbeiter, Schauspieler, Sänger, Tänzer, Musiker, Sportler und Personen, die am Bildschirm arbeiten.
- Menschen, die den geschilderten gesundheitlichen Beeinträchtigungen vorbeugen wollen. Eigenverantwortliche Prophylaxe ist ein zentrales Anliegen jeder ganzheitlichen Heilmethode.

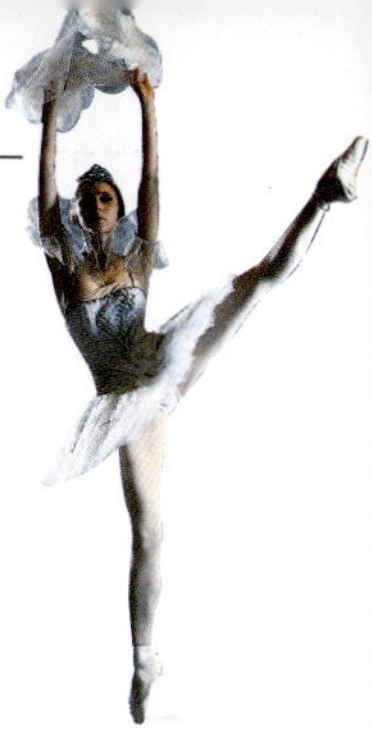

OBEN: ***Tänzer müssen körperlich topfit sein. Die Alexander-Technik hilft ihnen dabei.***

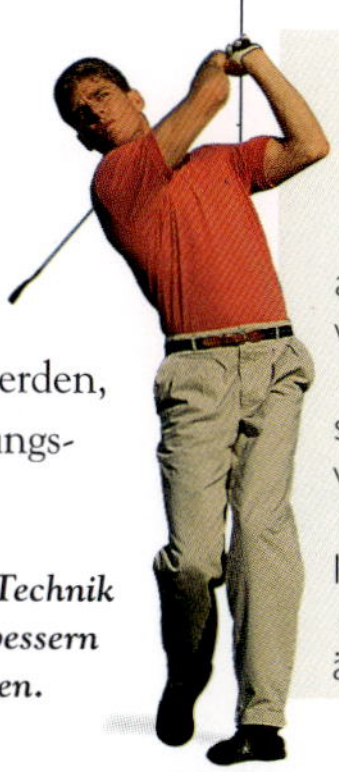

RECHTS: ***Sportlern kann die Technik helfen, ihre Leistung zu verbessern und Verletzungen vorzubeugen.***

Die Alexander-Technik hilft Ihnen:

- sich Ihrer selbst als Ganzheit aus Körper und Geist bewußt zu werden;
- unnötige körperliche Anstrengung und Anspannung zu vermeiden;
- sich klar zu machen, wie Sie Ihre täglichen Aufgaben angehen;
- schlechte Gewohnheiten zu ändern.

Geschichte

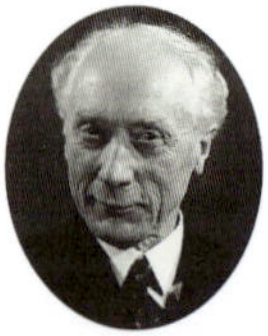

OBEN: **Frederick Alexander (1869 bis 1955). Seine Stimmband- und Rachenprobleme führten zur Entwicklung seiner Technik.**

Die Alexander-Technik wurde von dem 1869 geborenen australischen Schauspieler und Rezitator Frederick Matthias Alexander entwickelt. Er entdeckte, daß sowohl die Art, wie der Kopf auf der Wirbelsäule balanciert wird, als auch die räumliche Beziehung zwischen Kopf, Nacken und Rücken eine tiefgreifende Auswirkung auf die gesamte Person haben.

In den Anfangsjahren seiner Schauspielerkarriere wurde Alexander bei seinen Auftritten wiederholt heiser. Seine Ärzte diagnostizierten entzündete Stimmbänder und verschrieben verschiedene Arzneien und Ruhe, aber seine Beschwerden verschlimmerten sich, und die Mediziner waren nicht in der Lage, eine langfristig wirksame Lösung zu finden. Alexander kam zu dem Schluß, daß das Problem damit zu tun hatte, wie er seine Stimme einsetzte, und entschloß sich, die Wurzel des Problems selbst zu finden.

Die Heiserkeit trat nicht beim normalen Sprechen auf; mit Hilfe von Spiegeln entdeckte Alexander, daß er sich beim Rezitieren auf der Bühne anders verhielt: Er zog den

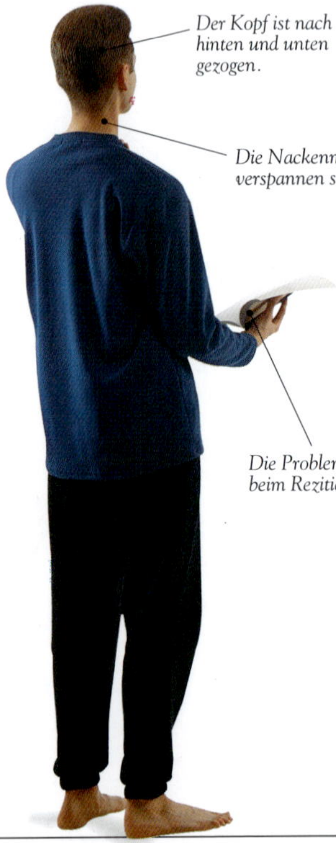

Der Kopf ist nach hinten und unten gezogen.
Die Nackenmuskeln verspannen sich.
Die Probleme traten beim Rezitieren auf.

Kopf zurück, drückte dadurch auf seinen Kehlkopf und sog die Luft durch den Mund ein, so daß ein keuchendes Geräusch entstand. Er beobachtete ferner, daß er durch das Zurücknehmen des Kopfes seine Nackenmuskeln anspannte und den Kopf zwischen die Schultern zog, was ihn kleiner erscheinen ließ.

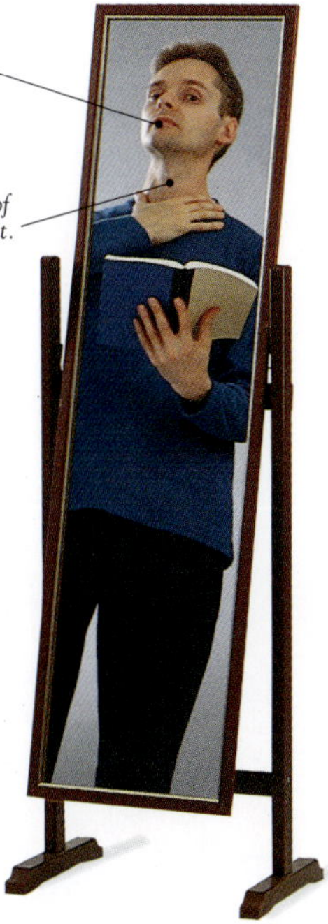

Die Luft wird durch den Mund eingesogen.
Der Kehlkopf ist gequetscht.

OBEN: ***So fand Alexander die Ursache für seine Stimmbandentzündung.***

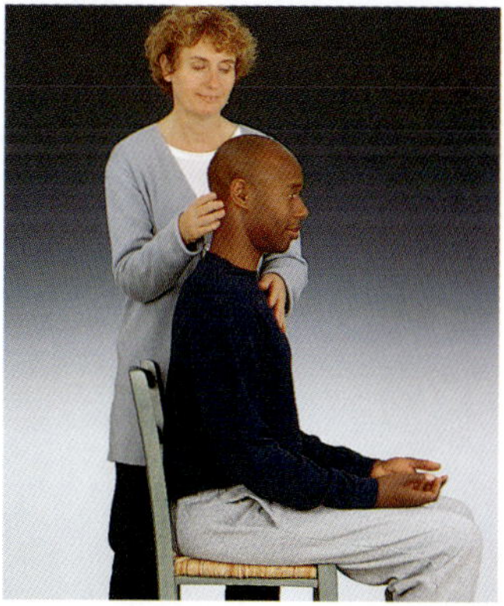

OBEN: ***Unter Anleitung eines Alexander-Lehrers übt der Schüler bewußte Selbstbeobachtung.***

In vielen Jahren sorgfältiger Selbstbeobachtung entwickelte Alexander ein tiefes Verständnis für das Zusammenwirken von Verstand und Körper und hier insbesondere für die Beziehung zwischen Kopf und Nacken und die Auswirkung dieser Beziehung auf die Funktionen des gesamten Körpers. Auf diesen Erkenntnissen basiert die Alexander-Technik.

1904 zog Frederick Alexander nach England, wo er auf großes Interesse prominenter Zeitgenossen stieß. 1932 gründete er eine Schule, in der er Lehrer ausbildete und die Technik bis zu seinem Tode 1955 weiterentwickelte.

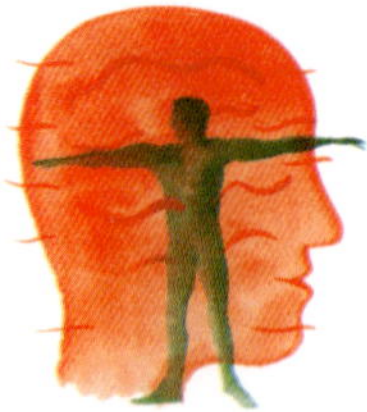

OBEN: **Die Alexander-Technik sieht Körper und Geist als untrennbar verbunden an.**

Alexanders Entdeckung

Die Alexander-Technik beruht auf der Annahme, daß Körper und Geist eine untrennbare Ganzheit bilden, d. h., es gibt keine rein »körperlichen« oder rein »geistigen« Vorgänge. In Anbetracht der heutigen Fortschritte in der psychosomatischen Medizin und der Entwicklung körperorientierter Therapien erscheint diese Überzeugung längst nicht mehr so radikal wie um die Jahrhundertwende, als Alexander seine Theorien ausarbeitete.

Alexander beobachtete, daß die meisten Menschen in ihren Bewegungsabläufen den Kopf mehr oder minder zurückziehen, umso deutlicher, je größer die Bewegung ist. Er schrieb: »Wenn man jemanden auffordert, sich hinzusetzen, wird man feststellen können, daß es zu einer Veränderung der Position des Kopfes kommt, der zurückgeworfen wird, während der Nacken versteift und verkürzt wird.« Die Folge ist ein starker Druck auf die Wirbelsäule, deren natürliche Biegsamkeit wiederum eingeschränkt wird, mit Auswirkungen auf den ganzen Körper: Die inneren

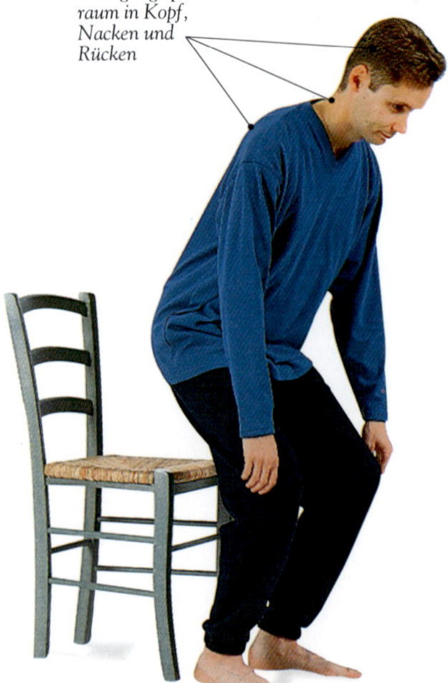

RECHTS: **Bewahren von Haltung und Balance in der Bewegung (siehe auch das Kapitel über das Sitzen, S. 47).**

KOPF, NACKEN UND WIRBELSÄULE

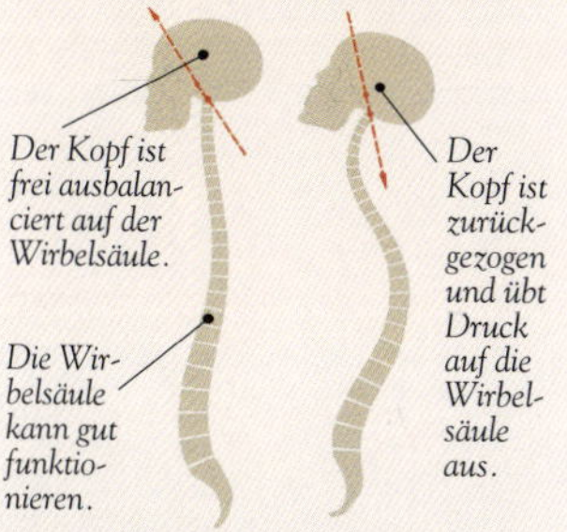

Anatomische Unterschiede zwischen den Kopfhaltungen »nach vorne und oben« sowie »nach hinten und unten«

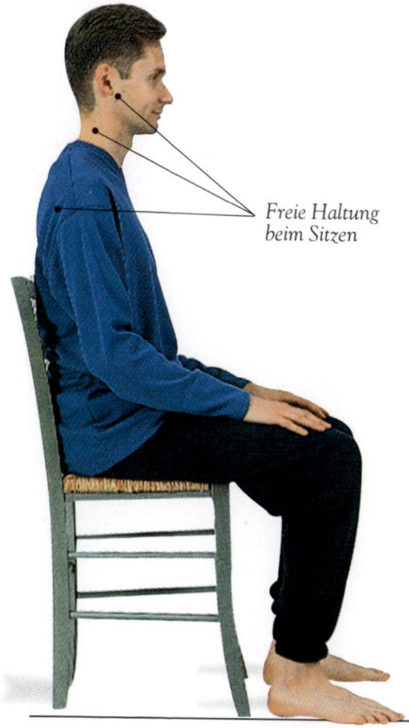

Organe haben weniger Raum, die Lungen werden zusammengepreßt und die Extremitäten beeinträchtigt. Wenn sich dieses Muster im Körper festsetzt, sind natürliche Haltung und Gleichgewicht verloren, und es entsteht eine Vielzahl von Problemen.

GANZHEIT

Nicht nur unser Körper, sondern auch unsere Gedanken und Emotionen machen uns zu dem Menschen, der wir sind. Alexander sprach vom »Selbst«, um diese Ganzheit zu beschreiben.

Die Art, wie wir uns bei physischen Aktivitäten bewegen, wird durch unsere Stimmung beeinflußt, durch alles, was in die Bewegung einfließt – die Energie, die wir benötigen, um uns zu bewegen.
Zu Beginn seiner Selbstbehandlung fand Alexander heraus, daß er die Muskeln anspannte, sobald er bewußt versuchte, seinen Kopf in eine andere Position zu bringen. Wenn er aber darüber nach»dachte«, die Spannung in den Nackenmuskeln zu lösen, bewegte sich sein Kopf von selbst nach vorne und nach oben. Indem er dann den gedanklichen Prozeß auf den Rest seines Körpers ausweitete, löste sich die Spannung überall.

Der richtige Gebrauch

Alexander sprach vom »Gebrauch«, um den Prozeß bewußten Nachdenkens über eine Handlung zu beschreiben: »Wenn ich Sätze verwende wie ›Ich habe den Gebrauch gelenkt‹, möchte ich damit den Prozeß beschreiben, bei dem Nachrichten aus dem Gehirn an die Körpermechanismen gesendet und die notwendige Energie für den Gebrauch dieser Mechanismen gelenkt wird.«

Die meiste Zeit achten wir kaum darauf, wie wir körperliche Aktivitäten vollziehen. Für Alexander war diese Gedankenlosigkeit ein »schlechter Gebrauch«. Erst wenn wir uns Klarheit über unser Verhalten verschaffen, können wir es gewinnbringend ändern. Alexander schrieb: »Ich mußte mir eingestehen, daß ich niemals darüber nachgedacht hatte, wie ich den Gebrauch meiner selbst lenke, daß ich mich aber in einer Art bewegte, die mir gewohnheitsmäßig als natürlich erschien.«

RECHTS: ***Sind die Nackenmuskeln entspannt und befindet sich der Kopf im Gleichgewicht, bewegt er sich nach vorne und oben.***

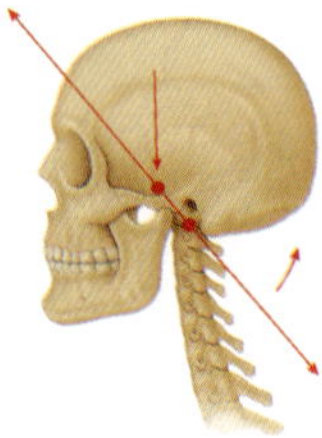

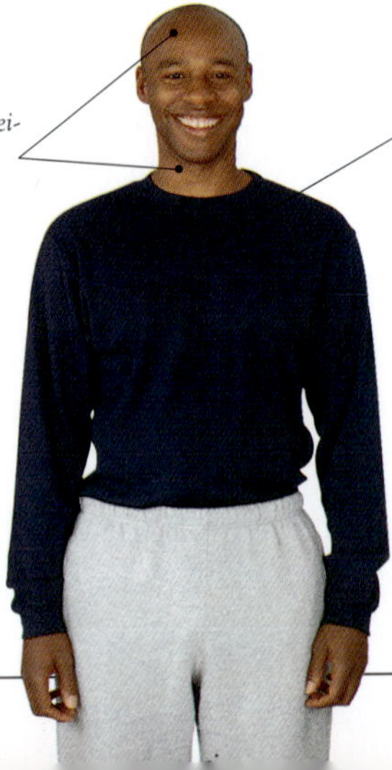

RECHTS: ***Achten Sie darauf, wie Sie stehen. Lenken Sie dabei ihre Aufmerksamkeit auf verschiedene Körperteile.***

GEWOHNHEITEN ÄNDERN

Alexander hatte zwar erkannt, daß er sein Verhalten ändern mußte, um Verbesserungen zu erzielen, aber dies gelang ihm nicht ohne weiteres. Er begriff, daß er zunächst alte Verhaltensmuster ablegen mußte. Dann war es nötig, dem Körper bewußte Anweisungen zu erteilen, um ihn neue, bessere Muster zu lehren: Der Nacken sollte sich ungezwungen bewegen, der Kopf sich nach vorne und oben recken und der Rücken sich strecken und weiten, um zu einer freieren Balance von Kopf und Nacken zu gelangen.

Bei seinen Experimenten entdeckte Alexander auch, daß man sich nicht auf sein »Gefühl« verlassen kann. Denn in Wahrheit ist uns überhaupt nicht bewußt, welche Verhaltensmuster wir mit der Zeit angenommen haben, noch sehen wir, wie schädlich sie unter Umständen sein können. Hat ein Mensch erst die Angewohnheit entwickelt, eine Schulter höher zu tragen als die andere, wird er diesen schlechten Gebrauch gar nicht mehr bemerken, vielmehr für natürlich und normal halten. Wenn ihn ein Alexander-Lehrer darauf hinweist und die Schultern wieder ins Gleichgewicht bringt, wird der Schüler durch diesen richtigen Gebrauch anfangs aus dem gewohnten Gleichgewicht gebracht werden.

BEWUSSTES HERANGEHEN

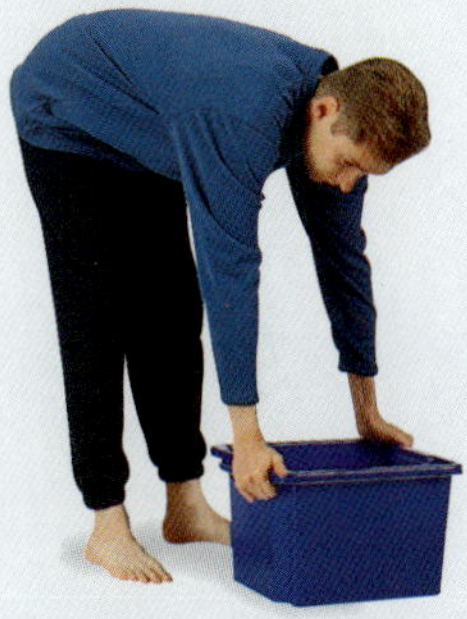

OBEN: *Falsches Heben belastet die Wirbelsäule, und der Nacken ist angespannt.*

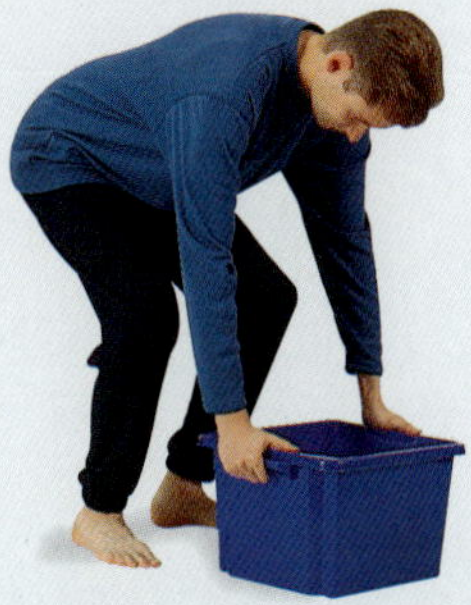

OBEN: *Die richtige Methode: Kontrolliertes Zusammenspiel von Kopf, Nacken, Rücken und Beinen.*

Wie Gewohnheiten entstehen

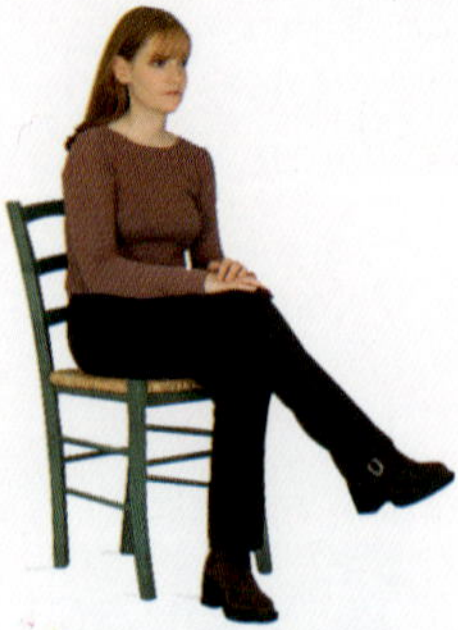

OBEN: *Sitzen mit übereinandergeschlagenen Beinen*

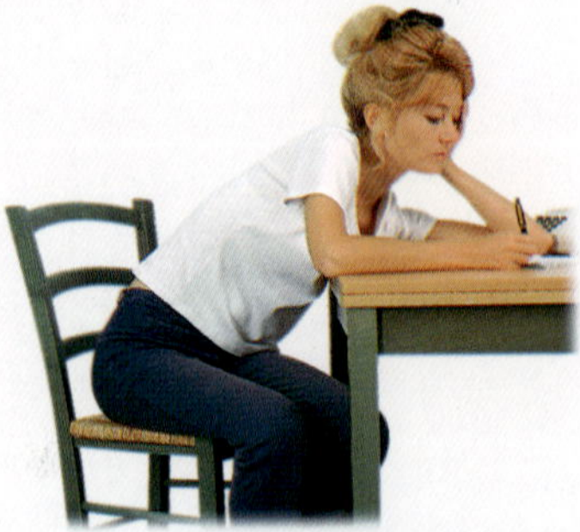

OBEN: *Mit verdrehter Wirbelsäule über den Tisch gebeugt*

RECHTS: *Gebeugte Haltung beim Gehen, die Augen sind auf den Boden gerichtet.*

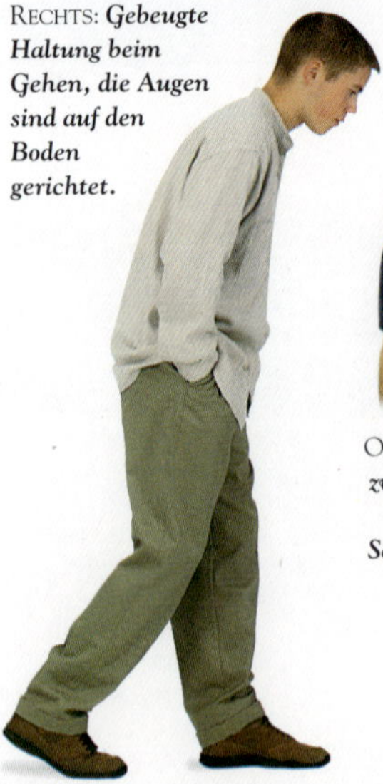

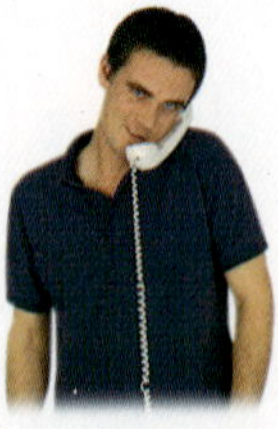

OBEN: *Telefonhörer zwischen Ohr und hochgezogene Schulter geklemmt*

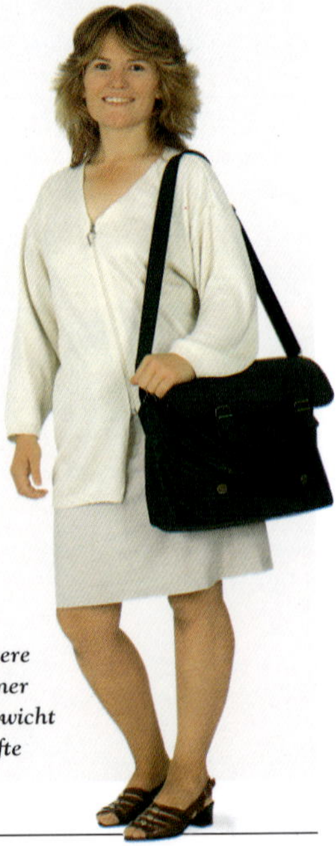

RECHTS: *Schwere Tasche auf einer Schulter, das Gewicht auf einer Hüfte*

Veränderung durch die Alexander-Technik

Die Alexander-Technik beruht auf folgenden Annahmen:

- Unser Verhalten ist weitgehend gewohnheitsbedingt und unbewußt.
- Die Beziehung zwischen Kopf, Nacken und Rücken ist von allergrößter Bedeutung.
- Die Verbindung zwischen Kopf und Nacken beeinflußt die gesamte Person.
- Unsere Gedanken und Emotionen beeinflussen den Spannungszustand der Muskulatur.
- Wir können die Form all unserer Aktivitäten bewußt verändern.
- Indem wir uns selber »Anweisungen« erteilen, können wir die Art und Weise, wie wir unseren Körper »gebrauchen«, verändern.
- Wir müssen uns die Zeit nehmen, über jede Aktivität nachzudenken, bevor wir mit ihr beginnen.

Um diese Veränderungen durchzuführen, brauchen wir unbedingt die Hilfe eines Lehrers, der uns leitet.

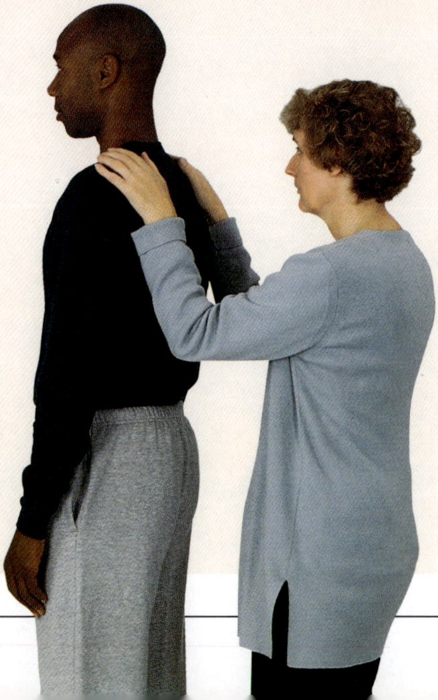

RECHTS: ***Ein Lehrer der Alexander-Technik wird mit Ihnen an Ihren Gewohnheiten arbeiten.***

Warum brauchen wir die Alexander-Technik?

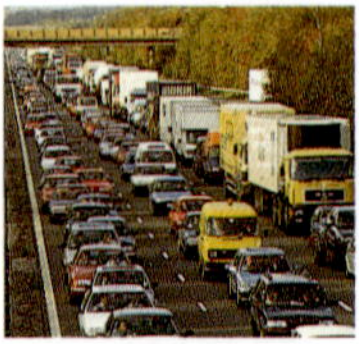

OBEN: ***Die moderne Lebensweise führt zu physischem und mentalem Streß.***

Der immer schneller werdende Entwicklungsprozeß, dem unsere moderne Gesellschaft unterliegt, fordert von uns Flexibilität und Anpassungsvermögen. Dabei unterscheiden sich unsere heutigen Aktivitäten erheblich von denen, die nötig waren, als wir noch im Einklang mit der Natur leben mußten.

Als Spezies haben wir uns in relativ kurzer Zeit von Jägern und Sammlern zu Bauern entwickelt. Dann folgten, zunehmend beschleunigt, die industriellen und technischen Revolutionen, die von uns einen anderen körperlichen Einsatz verlangen als jenen, der einst zum Überleben notwendig war. Alexander stellte fest: »Der Mensch war und ist immer noch unfähig, sich schnell genug an die immer rascher fortschreitende Veränderung im Plan des Lebens anzupassen, den wir Zivilisation nennen.«

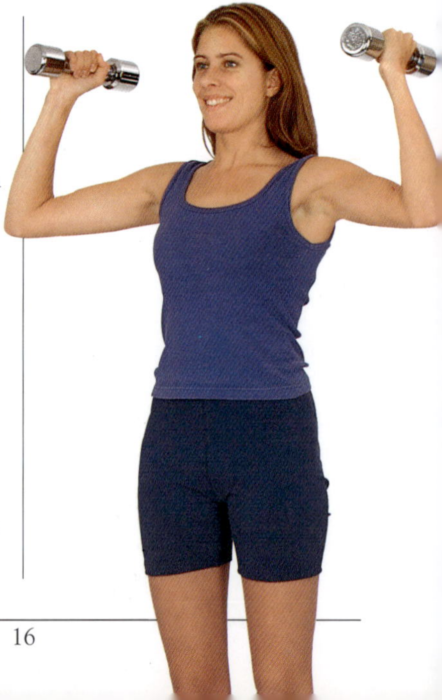

RECHTS: ***Einige moderne Sportarten setzen bestimmte Körperteile großen Belastungen aus.***

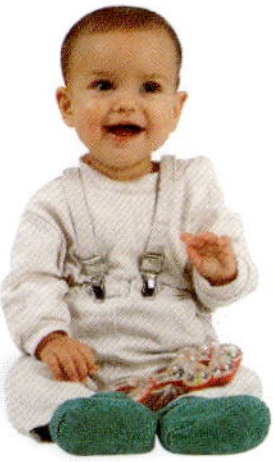

RECHTS: ***Ein Baby ist in der Lage, seinen Kopf eher durch Balance als durch Muskelspannung aufrecht zu halten.***

KINDHEIT

Als Kleinkinder sind unsere Bewegungen noch sehr natürlich: Wir bücken uns, hocken, greifen und sitzen fast mühelos. Achten Sie einmal darauf, wie leicht und frei sich Kleinkinder bewegen, aufrecht auf dem Boden sitzen, sich hinhocken, um ein Spielzeug aufzuheben, während ihre Neugier ihnen dabei hilft, die Welt zu entdecken. Wenn die Kinder dann in die Schule kommen, fällt es ihnen bereits im ersten Jahr schwer, auf dem Boden zu sitzen, ohne vornüber zu sinken, und viele beginnen schon, hängende Schultern zu entwickeln, während andere die Schultern hochziehen. Mit dem Einsetzen der Pubertät folgen weitere Probleme, es kommt zu der gekrümmten Teenager-Haltung, die zu einer verdrehten Wirbelsäule und einem verspannten Nacken führt. Bei vielen jungen Menschen ereignen sich gewaltige Wachstumsschübe in einem sehr kurzen Zeitraum, und sie haben Mühe, mit diesem neuen Körper zurechtzukommen; deshalb versuchen sie oft, sich kleiner zu machen, indem sie in sich zusammensinken, die Schultern hochziehen und gebeugt sitzen.

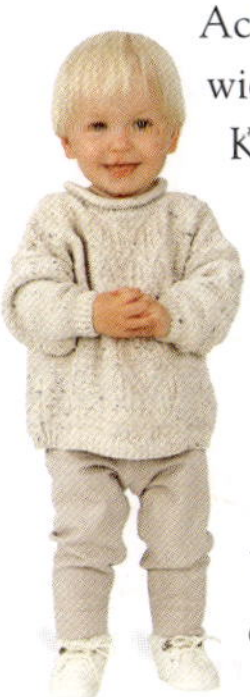

OBEN: ***Kleinkinder halten sich mühelos und frei aufrecht.***

RECHTS: ***Kinder sitzen gerne auf dem Boden. Diese Haltung fördert das Zusammensinken des Körpers und das Hochziehen der Schultern.***

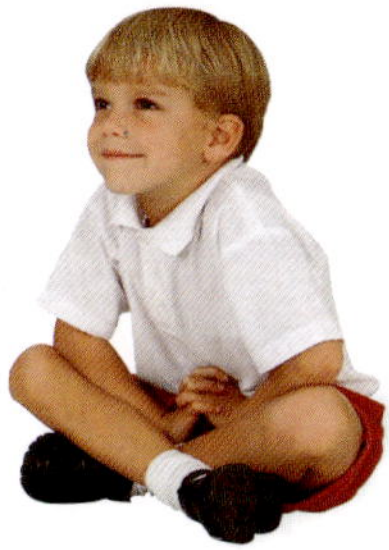

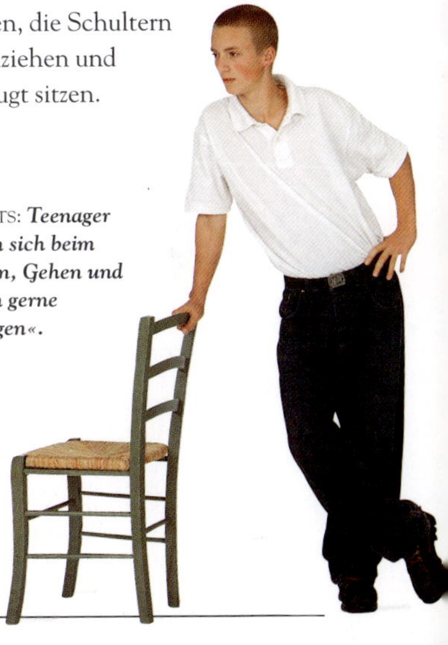

RECHTS: ***Teenager lassen sich beim Stehen, Gehen und Sitzen gerne »hängen«.***

LEBENSWEISE

Wir verbringen unser Leben hauptsächlich in sitzender Haltung, zunächst über Schulbänke, dann über Schreibtische, Ladentheken und Fließbänder gebeugt. Wir folgen eher unserem Verstand als unserem Körper und fördern so die Trennung zwischen Geist und Leib. Autos, Telefone, Supermärkte, Kommunikationstechniken sind Annehmlichkeiten, die es uns ermöglichen, unseren täglichen Geschäften mit äußerst geringem physischem Energieaufwand nachzugehen.

Diese Lebensweise fordert aber ihren Tribut von unserer geistigen, seelischen und körperlichen Gesundheit, und wir entwickeln Angewohnheiten, die unser Leben einschränken.

WARUM SICH UNSER KÖRPER VERÄNDERT

- Schon in der Schule sitzen wir täglich viele Stunden.
- Im Arbeitsleben verbringen wir einen großen Teil unserer Zeit sitzend am Schreibtisch und im Auto.
- Wir stehen oft unter Dauerstreß.
- In unserer Freizeit bewegen wir uns kaum oder gar nicht.

KÖRPERLICHER STRESS DURCH EINEN SITZENDEN LEBENSSTIL

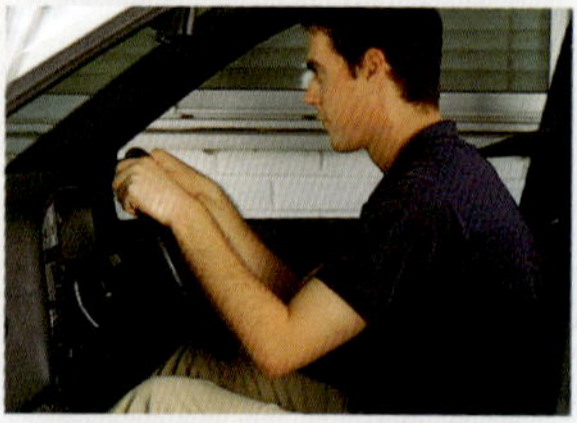

OBEN: ***Beim Fahren beugen wir uns über das Steuer und spannen Nacken und Schultern an.***

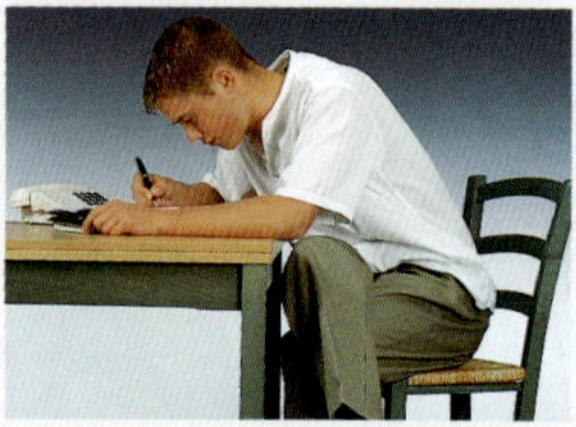

OBEN: ***Wir sitzen oft falsch am Schreibtisch, beugen uns vor und verdrehen die Wirbelsäule.***

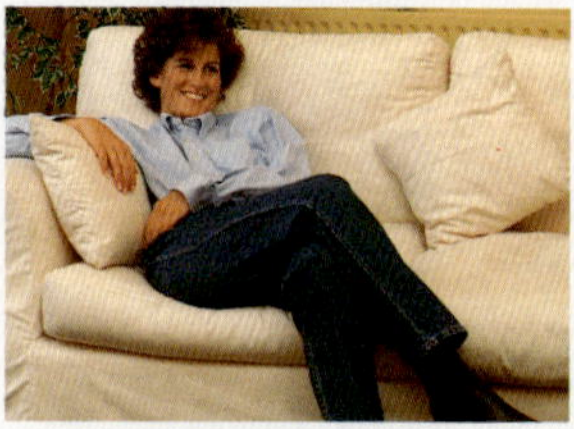

OBEN: ***Wir glauben, daß wir uns entspannen, aber das »Lümmeln« im Sessel kann die Wirbelsäule belasten.***

STRESS

Streß ist ein typisches Merkmal unserer Lebensweise und unterscheidet sich erheblich von jenem Druck, dem unsere Vorfahren ausgesetzt waren. In den frühen Tagen der Menschheit wurde der tägliche Druck, Nahrung zum Überleben zu finden, durch die enormen physischen Anstrengungen des Lebens ausgeglichen. Heute leben wir in einer lauten und hektischen Umwelt und müssen mit ausgesprochen schwierigen und anspruchsvollen Aufgabenstellungen, Zeitdruck sowie einer Flut von Informationen fertig werden. Viele von uns haben dabei die Fähigkeit verloren, ihre mentalen, physischen und emotionalen Anspannungen zu lösen. In einer belastenden Situation schüttet der Körper Adrenalin aus, das ihn in eine Art Alarmzustand versetzt, um so den Anforderungen erhöhter physischer Aktivität standhalten zu können. Wenn wir uns dann am Abend vor dem Fernseher niederlassen oder uns zum Essen oder Trinken an den Tisch setzen, sinkt der Adrenalinspiegel nur sehr langsam. Sofern dieser Alarmzustand aber keinen richtigen Ausgleich findet, häufen sich schädliche Auswirkungen auf den Körper.

GEGENWEHR

Mit der Alexander-Technik können wir den schlechten Einflüssen der modernen Lebensweise entgegenwirken und die Beziehung zwischen dem, *was* wir tun und der Art und Weise, *wie* wir es tun, verbessern. Wir üben viele physische Aktivitäten aus, ohne darüber nachzudenken, daß sie uns mit der Zeit schädigen. Aber wir können lernen, lange angestaute physische und mentale Spannungen zu lösen und den Weg zu einer größeren Leichtigkeit und Freiheit in unseren Bewegungen zu finden.

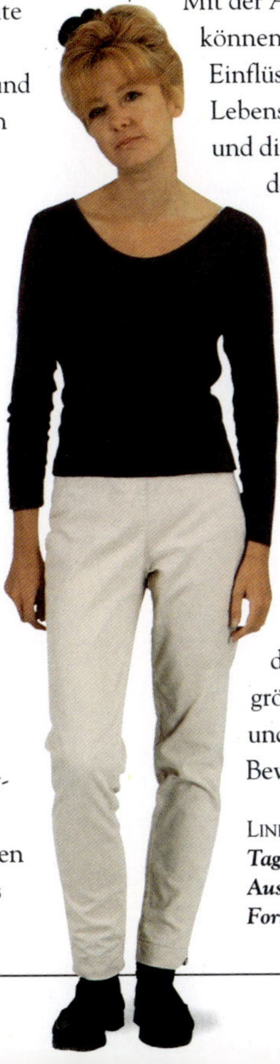

LINKS: ***Am Ende eines harten Tages zeigen sich die Auswirkungen von Streß in Form von Schmerzen.***

Für wen?

Die Alexander-Technik ist, unabhängig vom Alter, für beinahe jeden geeignet und findet immer mehr Anhänger, die sich ihr zuwenden. Je mehr Verantwortung man für seine eigene Gesundheit übernimmt, desto besser versteht man die Bedeutung von vorbeugenden Maßnahmen.

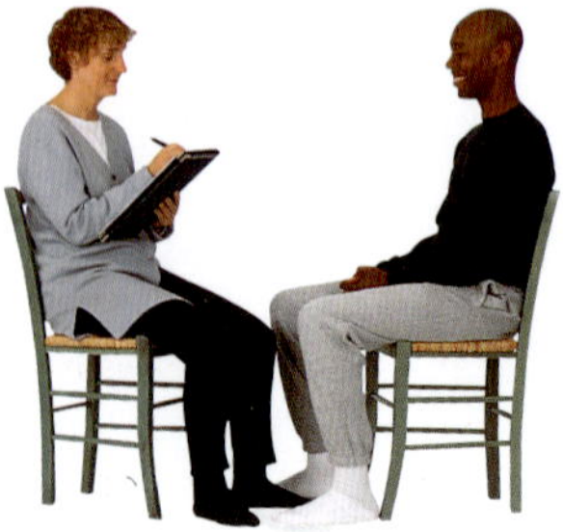

OBEN: ***Alexander-Lehrer und -Schüler bei der ersten Konsultation. Über den Dachverband (S. 60) finden Sie qualifizierte Lehrer.***

Menschen suchen aus vielen Gründen Hilfe in der Alexander-Technik, von Rückenschmerzen, verspannten Schultern, Haltungsproblemen, steifen Gelenken und Atembeschwerden bis hin zu generellen Streßproblemen. Der Lehrer bietet keine Sofortheilung oder direkte Behandlung an, sondern hilft dem Schüler, zu verstehen, in welcher Weise er selbst diese Probleme verursacht.

UMERZIEHUNG

Der Alexander-Lehrer arbeitet mit dem Schüler im Einzelunterricht, weil jeder Fall von »schlechtem Gebrauch« individuell ist. Der Schüler muß lernen, Verantwortung für sich selbst zu übernehmen. Wer sich Zeit nimmt, zu beobachten, in welcher Weise er sich selbst schlecht gebraucht, und über Alternativen nachzudenken, wird bald deutliche Fortschritte erzielen. Aus diesem Grund betrachtet man die Alexander-Technik auch als Erziehungsmethode und nicht als Therapie. Traditionell wurde die Technik von Schauspielern, Sängern, Sportlern, Tänzern und Musikern angewendet und ist heute an vielen Musik- und Schauspielschulen Bestandteil des Lehrplans. Jeder kann sie nutzen, der für seinen Beruf, für die Kindererziehung oder einfach für ein gesünderes Leben die Funktionsfähigkeit seines Körpers verbessern will.

WEITERE WIRKUNGEN

Pro Jahr gehen durch Rückenschmerzen weltweit etwa 60 Millionen Arbeitstage verloren. Diese Ausfälle kosten die Wirtschaft umgerechnet einige Millarden D-Mark. Hinzu kommen noch die Tage, die durch Folge- und Begleiterkrankungen verloren gehen, sowie Zeit und Geld aufgrund unzureichender Diagnose- und Behandlungstechniken für Rückenschmerzen. Das amerikanische *National Center for Health Statistics* berichtet, daß Rückenschmerzen in der Häufigkeit der Erkrankungen an sechster Stelle stehen und die Ursache für jährlich rund 13 Millionen Arztbesuche sind.

Durch das Erlernen der Alexander-Technik können die meisten Menschen wieder zur Arbeit zurückkehren, bei vielen Patienten mit chronischen (langfristigen) Rückenschmerzen und Gelenkbeschwerden treten hinterher keine oder nur sehr wenige Symptome erneut auf. Patienten lernen, mit Atembeschwerden umzugehen, und stark belastete Menschen sind in der Lage, Streß abzubauen und schwierigen Situationen mit größerer Ruhe zu begegnen. Die meisten Schüler fühlen sich vitaler, ruhiger und sind zuversichtlicher, mit dem Leben besser zurecht zu kommen.

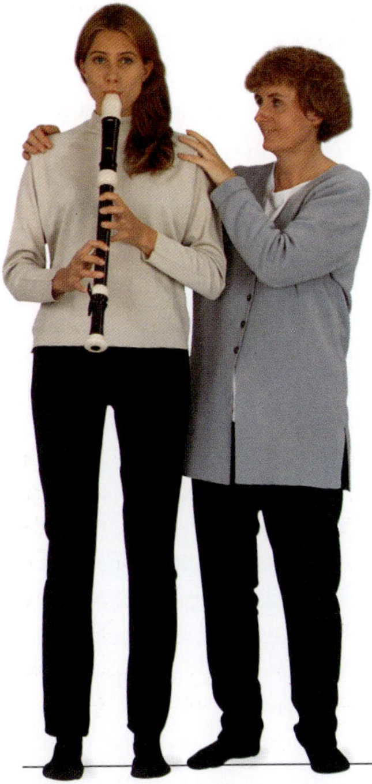

LINKS: ***Alexander-Lehrer können Sie bei der Verbesserung Ihrer Haltung in vielen Lebenslagen beraten.***

Körper und Geist

Zu Beginn seiner Forschung glaubte Alexander noch, daß »den menschlichen Erkrankungen, Schwierigkeiten und Unzulänglichkeiten gezielt auf mentaler oder physischer Ebene begegnet werden sollte«. Später kam er zu dem Schluß, daß es »bei keiner Form menschlicher Aktivität möglich ist, die geistigen und körperlichen Prozesse voneinander zu trennen.«

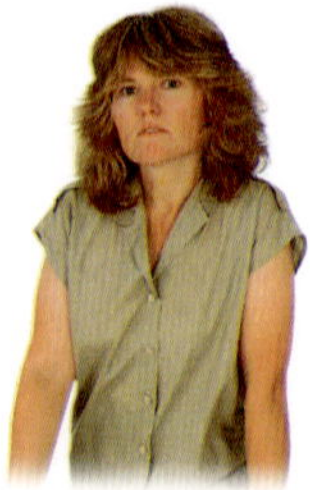

OBEN: **Die kumulativen Auswirkungen von Streß fordern ihren Tribut von Körper und Geist.**

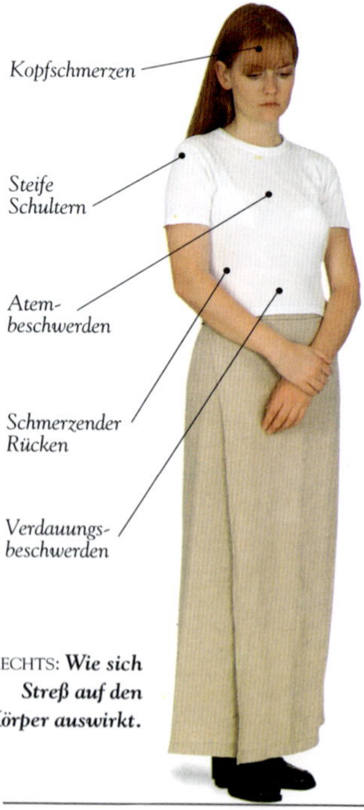

RECHTS: **Wie sich Streß auf den Körper auswirkt.**

EIN GANZHEITLICHER BLICK

Die meisten Menschen wissen nur wenig über ihren Körper und seine Funktionen. Bei einer Störung bringen sie ihn zum Arzt wie sie ein Auto zur Werkstatt bringen. Sie wissen, daß sie hin und wieder Schmerzen haben und manchmal angespannt sind; sie stellen aber keine Verbindung zu ihrer geistigen Verfassung her und glauben, die volle Kontrolle über ihren Körper zu besitzen.

Wenn Menschen unter Streß arbeiten, reagieren sie auf ganz unterschiedliche Weise: Manchmal werden sie gut mit der Situation fertig, dann wieder stellen sie fest, daß die an sie gestellten Anforderungen ihre Belastbarkeit übersteigen. Dieses Gefühl der Überforderung beginnt nun, den Körper zu beeinträchtigen. Die Reaktionen sind unterschiedlich, aber oft kommt es zu verspannten Schultern, Kopfschmerzen, steifem Nacken, schmerzendem Rücken und Verdauungsstörungen. Viele räumen durchaus ein, daß eine solche Überforderung den Körper belastet, aber nur selten durchschauen sie die konkrete Verbindung zwischen ihrem Körper und ihrer geistigen Verfassung.

Gedanke und Tat

Alexander-Lehrer stellen die Verbindung zwischen Körper und Geist her. Sie nutzen die Hände, um den Körper sanft zu führen, und geben dem Schüler Anleitungen, damit er lernt, Gedanken und Taten zu kombinieren. Auf dieses Weise arbeiten Gedankenprozesse und Körperfunktionen harmonisch zusammen und werden zu einem integrierten Ganzen.

Körper und Geist

In vielen Kulturen ist die Beziehung zwischen Körper und Geist ein wichtiges Thema und oftmals Gegenstand eines täglichen Rituals. In der westlichen Gesellschaft aber hat sich eine strikte Trennung von Körper und Geist vollzogen, die durch die Konzentration auf neue Technologien, durch Fernsehen und Einkaufen als hauptsächliche Freizeitbeschäftigungen sowie durch das Schwinden körperlicher Betätigung noch verstärkt wird. Viele Menschen suchen nach einem Weg, das Gleichgewicht mit Hilfe alternativer Therapien wie der Alexander-Technik oder durch Meditation, Tanz und unterschiedlichste Formen der Körperarbeit wiederherzustellen.

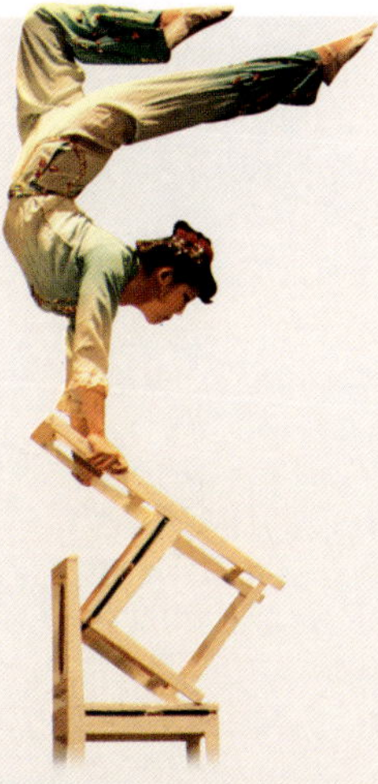

OBEN: ***Balance und Körperbeherrschung einer chinesischen Akrobatin. Die Asiaten können traditionell Körper und Geist besser ausbalancieren.***

Erfolge der Alexander-Technik

Die Menschen wenden sich der Alexander-Technik aus vielerlei Gründen und mit sehr unterschiedlichen Problemen zu. Allen gemeinsam ist die Erkenntnis, daß etwas mit ihrem Körper nicht stimmt: Er arbeitet nicht so, wie sie es sich wünschen.

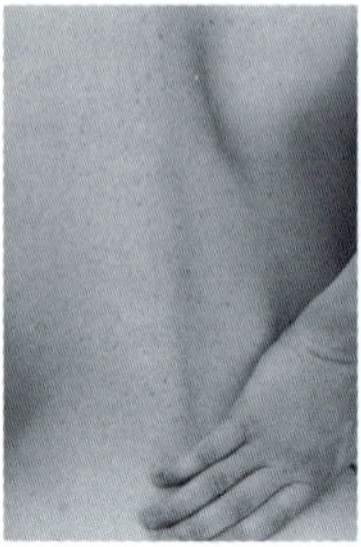

OBEN: ***Rückenschmerzen können in mehreren Sitzungen deutlich gebessert werden.***

In einigen Fällen können die durch den Unterricht erreichten Veränderungen geradezu dramatisch sein – eine steife Schulter läßt sich wieder bewegen, akute Rückenschmerzen werden gelindert, Kopfschmerzen lassen nach, Streß wird bewältigt. In anderen Fällen kommt es zu Veränderungen des mentalen und emotionalen Befindens – die Menschen sind entspannter und können sich gelassen zurücknehmen. Bisweilen vollziehen sich die Veränderungen auch subtiler und tragen zu einer langfristigen und grundlegenden Neuorientierung des Lebens bei.

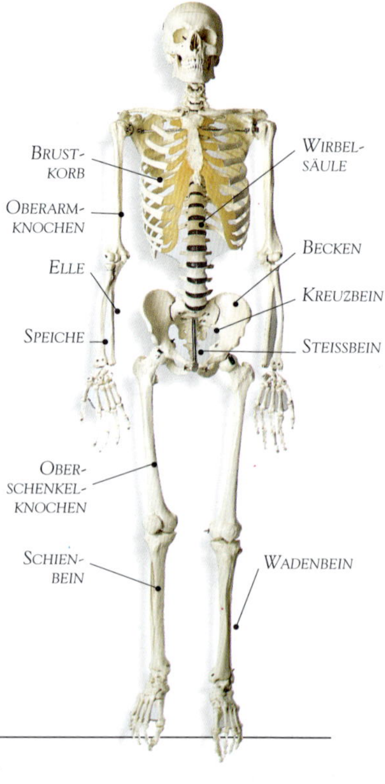

RECHTS: ***Zum Verständnis der Technik bedarf es einer umfassenden Kenntnis des Skeletts.***

SOPHIES GESCHICHTE

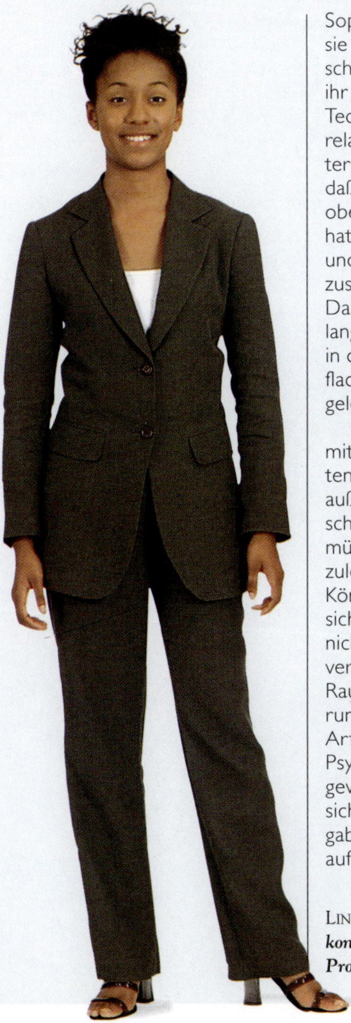

Sophie war Anfang Zwanzig, als sie beim Gesangsunterricht Atemschwierigkeiten bekam, woraufhin ihr der Lehrer die Alexander-Technik empfahl. Sophie, die relativ groß war, hatte die Schultern so stark nach vorne gezogen, daß sie einen deutlichen Buckel im oberen Rückenbereich entwickelt hatte. Auch war ihr Nacken steif und verspannt, was ihre Atmung zusätzlich beeinträchtigte. Darüber hinaus »krallte« sie ihre langen, schlanken Zehen so stark in den Boden, daß sie nicht mehr flach auflagen und in den Mittelgelenken versteift waren.

Wir arbeiteten ein Jahr lang miteinander. In dieser Zeit öffneten sich ihre Schultern nach außen, und die Krümmung verschwand. Schließlich sagte sie, sie müsse sich neue Garderobe zulegen, die zu ihrem »neuen« Körper passe. Ihre Zehen streckten sich nach und nach, wenn auch nicht vollständig, ihre Atmung verbesserte sich, und sie gab das Rauchen auf. Aber die Veränderungen waren nicht nur physischer Art, sie entschloß sich auch, einen Psychologen hinzuzuziehen, sie gewann Selbstvertrauen, wurde sicherer und weniger ängstlich. Sie gab ihre recht langweilige Arbeit auf und ging zurück ans College.

LINKS: ***Durch die Behandlung konnte Sophie ihre früheren Probleme abschütteln.***

Davids Geschichte

Als David in den Unterricht kam, litt er unter starken Schmerzen und war schon seit sechs Monaten nicht mehr in der Lage, sich hinzusetzen. Er hatte seine Arbeit aufgegeben und konnte nur noch knien oder liegen. Die Röntgenaufnahmen zeigten zwei birnenförmig veränderte Bandscheiben im unteren Rückenbereich. Er hatte es mit speziellen Bodenübungen versucht und war auch schon bei einem Osteopathen gewesen. Obwohl dadurch eine leichte Linderung eingetreten war, konnte er doch noch immer nicht sitzen. Seine Schmerzen waren so stark, daß er schon den Versuch, sich hinzusetzen, fürchtete, und so verlief die erste Unterrichtsstunde für ihn im Stehen und liegend auf einem Tisch. Aber bereits nach der dritten Stunde sanfter und langsamer Beugung des Hüftgelenks konnte er sich, zu seiner eigenen Überraschung, tatsächlich auf einen Stuhl setzen. Innerhalb von drei Monaten fuhr er wieder Auto und führte ein relativ normales Leben.

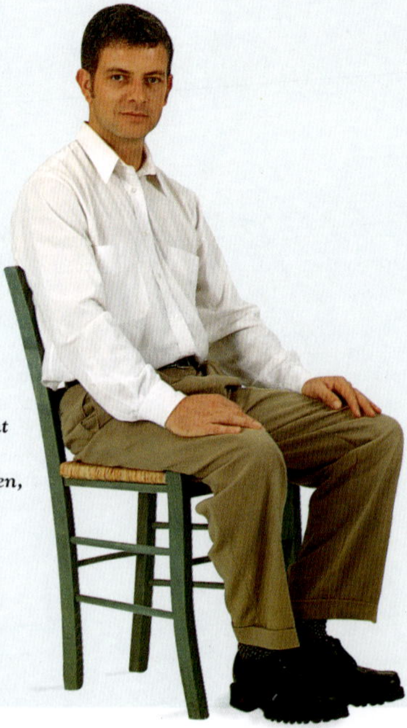

RECHTS: ***Vor dem Alexander-Unterricht konnte David sich nicht einmal hinsetzen, aber dank der Alexander-Technik kann er wieder Auto fahren und ein normales Leben führen.***

ROSAS GESCHICHTE

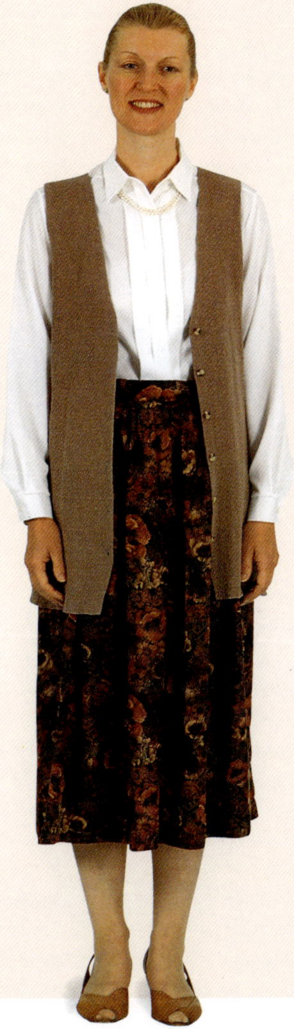

Rosa war Schulleiterin und hatte ein halbes Jahr pausieren müssen. Sie litt unter zwei verschobenen Lendenwirbeln und hatte einen großen Teil der sechs Monate arbeitsunfähig zu Hause gelegen. Das Sitzen fiel ihr schwer und verursachte Schmerzen. Sie konnte nicht Auto fahren, ging extrem langsam und nahm lieber ein Taxi als den Bus, um ruckartige Bewegungen möglichst zu vermeiden. Eine Freundin hatte ihr zwei Bücher über die Alexander-Technik gegeben, und sie hatte eine Informationsveranstaltung besucht, nach der sie sich entschloß, ein paar Unterrichtsstunden auszuprobieren.

Sie nahm anfangs zwei Stunden pro Woche und konnte innerhalb von zwei Monaten an ihre Schule zurückkehren. Obwohl ihre Probleme noch nicht ganz behoben waren, fühlte sie sich in der Lage, zu arbeiten und durch sorgfältigen Umgang mit ihrem Rücken »klarzukommen«. Wir haben etwas über ein Jahr miteinander gearbeitet, bis sie in den vorgezogenen Ruhestand ging. Sie schont ihren Rücken immer noch, aber sie kann jetzt wieder ein aktives Leben führen, geht täglich Schwimmen, arbeitet im Garten und unternimmt lange Spaziergänge.

LINKS: ***Rosa nutzte die Technik in der Rehabilitationsphase, um aktiv mit ihrem Rücken »umzugehen«.***

Die Alexander-Technik verstehen

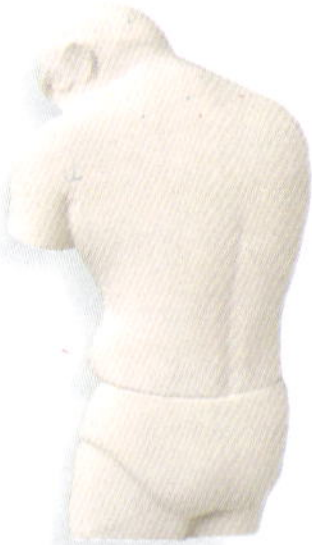

OBEN: **Über viele Jahre aufgebaute Probleme sprechen auf diese Technik an.**

Die Alexander-Technik ist eine Methode der Umerziehung. Das Lernen an einer Schule oder Universität ist ein Vorgang, bei dem der Schüler neue Fertigkeiten und Kenntnisse erwirbt oder vorhandene ausbaut. Bei der Alexander-Technik ist die Rolle des Lehrers komplexer.

Lehren und Lernen haben die gesamte Person zum Gegenstand – den Lebensstil, die Berufssituation, die Emotionen und Haltungen. Im Prozeß der Umerziehung wird falsch Erlerntes korrigiert, und gleichzeitig werden geeignetere Fertigkeiten erarbeitet. Unsere Bewegungsmuster sind das Ergebnis von Gewohnheit – die Rolle des Alexander-Lehrers besteht darin, dem Schüler die Augen für schädliche Gewohnheiten zu öffnen und mit ihm an einem besseren und harmonischeren Körpereinsatz zu arbeiten.

UNTEN: **Natürliche Grazie und Balance können sogar praktischen Nutzen haben!**

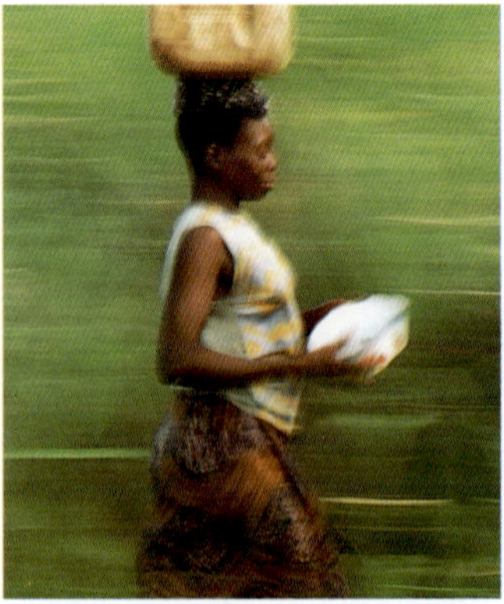

GEWOHNHEITEN UND IHRE VERÄNDERUNG

Gewohnte Verhaltens- und Bewegungsmuster zu verändern ist wesentlich schwerer als neue zu erlernen – aber genau hier liegt der Schlüssel zur Alexander-Technik. Wir denken in der Regel kaum über unsere Aktivitäten und

Bewegungen nach und führen unseren täglichen Bewegungsablauf aus Gehen, Sitzen, Liegen, Bücken, Heben, Schreiben, Reden, Lesen und so weiter nicht besonders bewußt aus.

Wir entwickeln unsere Gewohnheiten unbewußt und oft schon im frühesten Kindesalter. Vielleicht fanden wir das Leben schwierig und fordernd und unsere Emotionen haben unsere Haltung beeinflußt, oder wir haben uns beim Sitzen dauernd zu einer Seite gedreht, und nun ist die Wirbelsäule aus dem Lot. Die Gründe, die zu unseren Gewohnheiten führen, sind zahlreich. Ein Alexander-Lehrer erkennt durch Beobachtung und sensible Berührung die Manifestationen dieser Gewohnheiten und arbeitet mit dem Schüler an der Wiederherstellung der Balance.

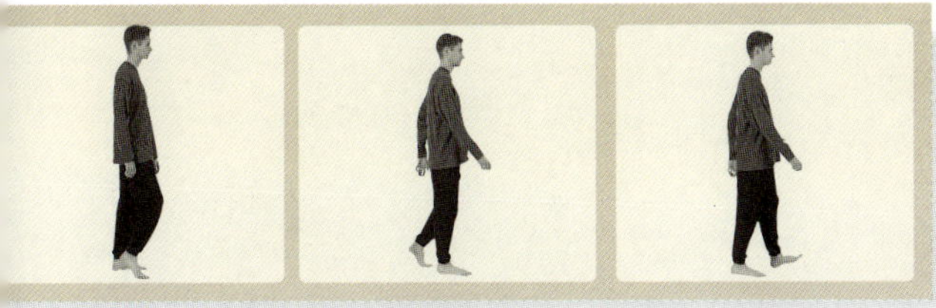

LINKS: ***Ausnutzung der Balance von Kopf und Nacken beim Gehen***

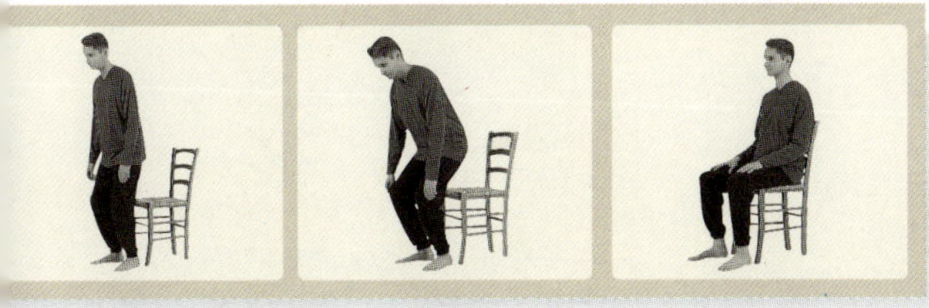

LINKS: ***Integration von Kopf, Nacken und Rücken, Streckung und Weitung des Torso, Beugung in der Hüfte und Lockerung der Knie beim Hinsetzen***

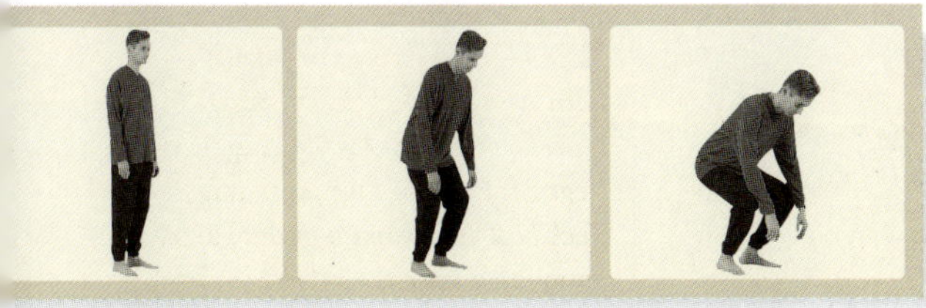

LINKS: ***Befreiung des Nackens, Streckung des Rückens und Beachtung der Beziehung von Kopf, Nacken und Rücken beim Hinhocken***

Innehalten und Nachdenken

Bevor wir den gewohnten Gebrauch unseres Körpers verändern können, müssen wir uns bewußt werden, was wir tun, wie wir es tun und welche Haltungs- und Bewegungsmuster dabei zur Anwendung kommen. Wenn ein Schüler erstmalig mit einem Lehrer arbeitet, fällt es ihm zunächst schwer, Instruktionen anzunehmen und seine antrainierten Reaktionen auf einen Reiz »zurückzuhalten«. »Zurückhalten« bedeutet hier nicht »unterdrücken«, sondern innehalten und überprüfen, welche Botschaften das Gehirn an das Nervensystem übermittelt. Der Lehrer wird also den Schüler zunächst dahin führen, den gewohnten Reaktionen zu widerstehen und darüber nachzudenken, was er an ihre Stelle setzen kann.

Irreführende Empfindungen

In unserer Entwicklung lernen wir, auf unsere ganz individuelle Art auf Reize zu reagieren. Diese Reaktionsschemata wiederum werden zu einem unbewußten Element unseres Lebens. Es kommt eher selten vor, daß wir uns bewußt sind, wie wir etwas tun oder wie wir aussehen. Unsere Verhaltensmuster, einmal eingeübt, erscheinen uns fortan als normal und richtig.

Ein Alexander-Lehrer kann die Muster des Gebrauchs erkennen, die bei seinem Schüler zum Ungleichgewicht

UNTEN: ***Alexander-Lehrer können Haltungsmuster mit den Händen erspüren.***

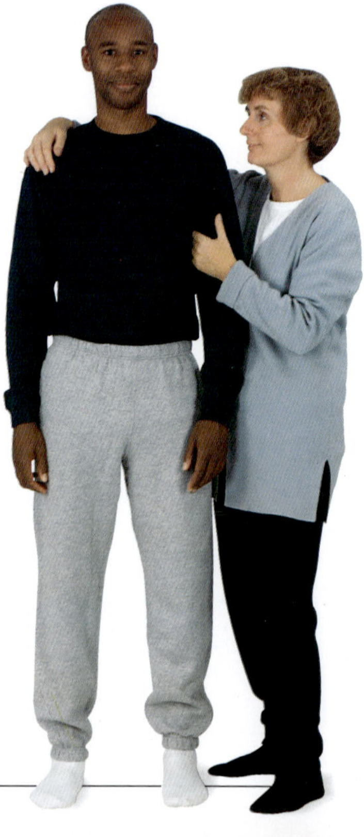

des Körpers führen, denn er hat gelernt, den Körpergebrauch manuell, d. h. mit Hilfe seiner Hände, und visuell einzuschätzen. Unter Umständen ist der Kopf des Schülers zur Seite geneigt, oder eine Schulter sitzt höher als die andere, oder vielleicht ist das Körpergewicht nach vorne verlagert.

Wenn der Lehrer den Körper wieder ins Gleichgewicht bringt, fühlt sich der Schüler in der Regel unwohl und »nicht ganz richtig«, denn auch wenn dieser neue Zustand eine Verbesserung des vorliegenden Musters darstellt, ist er doch dem Schüler zunächst noch fremd.

Unsere Bewegungs- und Haltungsmuster haben sich über viele Jahre hinweg entwickelt und fühlen sich für uns normal an. Eine Veränderung dieses Systems ist daher eine große Herausforderung. Alexander-Lehrer werden drei Jahre lang ausgebildet; in dieser Zeit vervollkommnen sie ihre Sensibilität, die es ihnen ermöglicht, Schüler in der Entwicklung von deren Sensibilität zu unterrichten. So erlangen die Schüler in der Regel ein umfassendes Bewußtsein ihrer selbst.

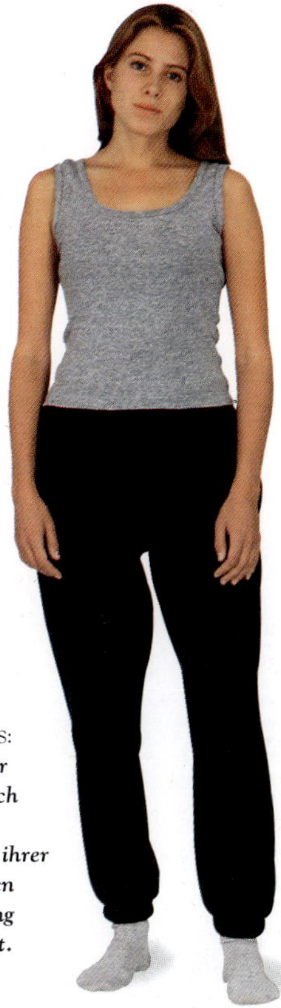

RECHTS: ***Schüler sind sich nicht immer ihrer falschen Haltung bewußt.***

IRREFÜHRENDE EMPFINDUNGEN

- Die Selbstwahrnehmung eigener Reaktionen ist unzuverlässig.
- Gewohnte Verhaltensmuster erscheinen normal.
- Veränderungen sind zunächst unangenehm.

SICH ÄNDERN

Wenn wir etwas als falsch erkannt haben, besteht unsere natürliche Reaktion darin, es zu korrigieren. Um das Bewußtsein des Schülers für unvorteilhafte Haltungs- und Bewegungsmuster zu schärfen, arbeitet ein Alexander-Lehrer an der Wahrnehmung der Muskelspannung. Die Berührung durch die Hände des Lehrers hilft dem Schüler, gewohnte Reaktionen zu unterbinden, und leitet ihn in die gewünschte Richtung.

SARAHS GESCHICHTE

Sarah arbeitet in der Computerbranche und verbringt einen Großteil ihrer Zeit am Telefon bei der Kundenberatung. Sie spielt zwei- bis dreimal in der Woche und zweimal am Wochenende Tennis. Sarah leidet an einem steifen Nacken, Schulterschmerzen, Kreuzschmerzen und Schmerzen in den Knien. Wir haben einige Stunden miteinander gearbeitet und dabei einige der Ursachen für ihre Probleme entdeckt.

SARAHS PROBLEME

Sarah hat ihren Computermonitor seitlich vor sich stehen, so daß sie jedesmal den Kopf drehen muß, um Informationen abzulesen. Außerdem klemmt sie beim Telefonieren den Telefonhörer zwischen Schulter und Ohr ein. Beim Tennisspielen wirft sie ihr Gewicht nach vorne, geht in die Knie und spannt den ganzen Körper – insbesondere Waden- und Oberschenkelmuskeln – an. Dadurch liegt ein großer Teil ihres Gewichts auf den Kniegelenken, was Schmerzen verursacht.

Wir haben ihren Arbeitsplatz geändert, so daß der Monitor nun direkt vor ihr und auf der richtigen Höhe steht. Sie hat jetzt einen ergonomischen Stuhl in der richtigen Höhe und verwendet beim Telefonieren Kopfhörer und Mikrophon. Zur Zeit arbeiten wir an der Beziehung zwischen Kopf, Nacken und Rücken und an der Art, wie sie ihren gesamten Körper bei den täglichen Aktivitäten und beim Tennis einsetzt.

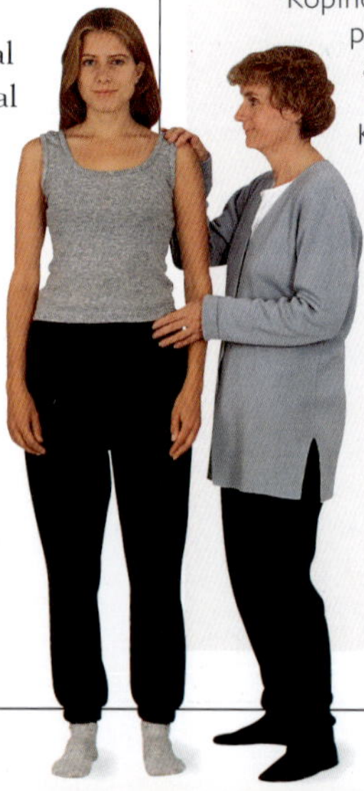

LINKS: ***Die Lehrerin ermutigt die Schülerin, erst über eine Bewegung nachzudenken.***

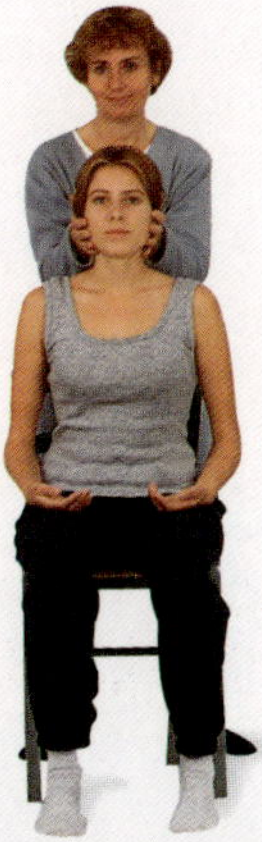

1 Sarah lernte, in einer ausbalancierten Haltung zu sitzen. Dies war zunächst neu und ungewohnt für sie.

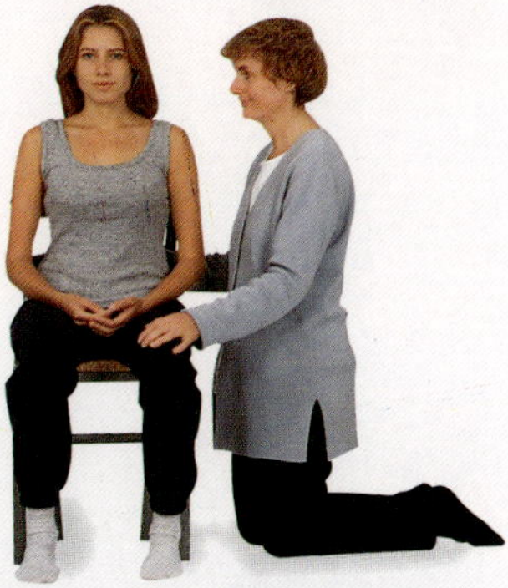

2 Sarah kann jetzt ohne Anstrengung und Spannung sitzen. Dies ist wichtig für eine bessere Haltung bei der Arbeit.

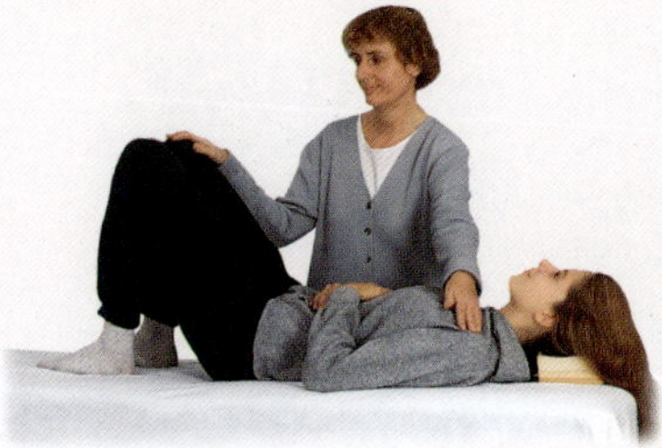

3 Antrainierte Verspannungsmuster, die zu Schmerzen führten, wurden beseitigt.

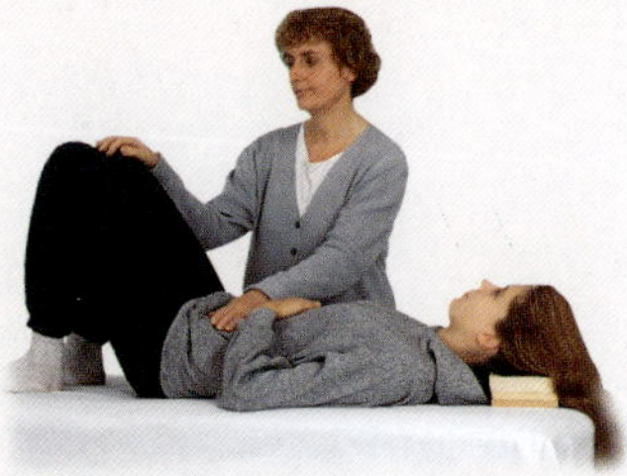

4 Sarah lernte, Spannungen zu lösen. Diese Fertigkeit hilft ihr im täglichen Leben, bei der Arbeit und beim Tennis.

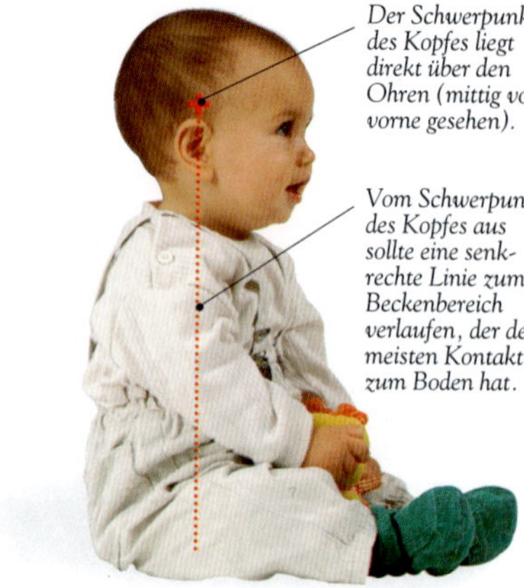

OBEN: ***Ein Baby hält den Kopf auf natürliche Weise in perfektem Gleichgewicht. Viele Erwachsene haben diese Fähigkeit verloren.***

DIE BEZIEHUNG ZWISCHEN KOPF, NACKEN UND RÜCKEN

Die Beziehung zwischen Kopf und Nacken sowie zwischen Kopf, Nacken und dem Rest des Körpers ist von größter Wichtigkeit. Wenn diese Beziehung gut funktioniert und im Gleichgewicht ist, stützt sie die Funktion des gesamten Organismus. Alexander nannte diese Beziehung die *Primäre Kontrolle*. Sie ist der Schlüssel zu seiner Arbeitsweise und auch heute noch der Kern der Alexander-Technik.

Der Kopf wiegt im Durchschnitt zwischen 4–6 kg, ein beachtliches Gewicht, das auf der Wirbelsäule balanciert werden muß. Stellen Sie sich vor, wie dieses Gewicht nach hinten und unten zieht, die Wirbelsäule komprimiert und den Rest des Körpers staucht. Der Kopf sitzt, präzise ausbalanciert, auf dem ersten Halswirbel (Atlas) am oberen Ende der Wirbelsäule; der Großteil seines Gewichts liegt vor dem Drehpunkt. Der Kopf wird durch die subokzipitalen Muskeln, die den Hinterschädel mit der Wirbelsäule, den Schulterblättern und den Schlüsselbeinen verbinden, im Gleichgewicht gehalten.

Wenn man im Sitzen einschläft, erschlaffen diese Muskeln, und der Kopf fällt nach vorne. Im Wachzustand sind wir uns der Funktion dieser Muskeln, die den Kopf in Position halten, nicht bewußt. Der Durchschnittserwachsene ist unfähig, den Kopf mit der gleichen Freiheit auf der Wirbelsäule zu balancieren, über die er als Kind verfügte, als er Krabbeln und Laufen lernte. Viele Erwachsene ziehen den Kopf meist zurück und nach unten. Dieser Balanceakt wird noch schwieriger, sobald wir zu einer Bewegung ansetzen oder uns von einer Position in die andere begeben. Das bedeutet auf keinen Fall, daß man eine starre Haltung anstreben sollte, vielmehr ist die Balance des Kopfes auf der Wirbelsäule im Idealfall ein dynamischer Prozeß.

Die Beziehung zwischen Kopf, Nacken und Rücken

- Das Gleichgewicht des Kopfes in Beziehung zum Körper ist von höchster Wichtigkeit.
- Die Balance des Kopfes auf der Wirbelsäule ist sehr empfindlich.
- Die Kopf/Nacken-Balance beeinflußt den gesamten Körper.

Die Wirbelsäule

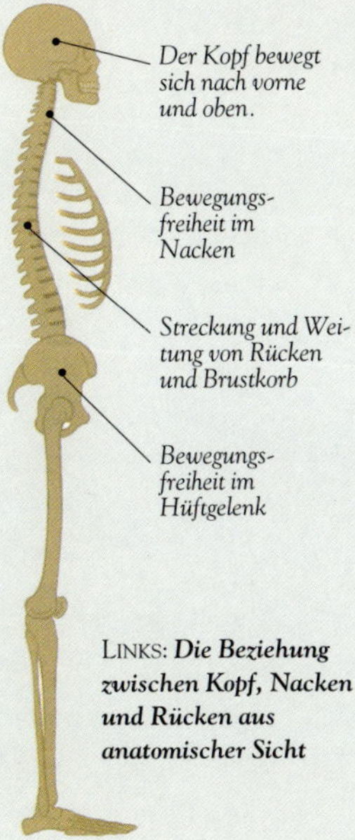

Links: ***Die Beziehung zwischen Kopf, Nacken und Rücken aus anatomischer Sicht***

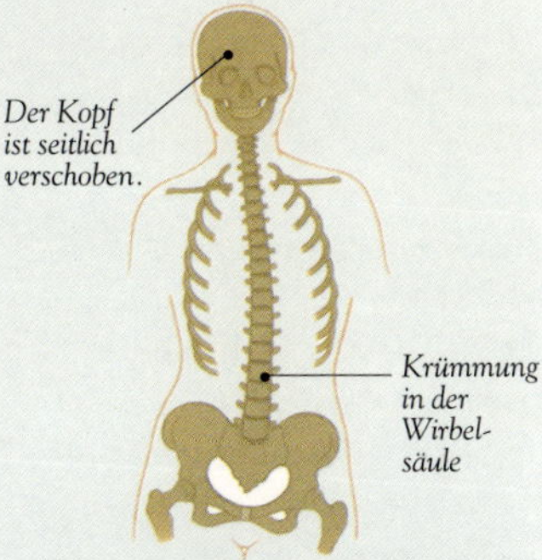

Oben: ***Übermäßige Spannung kann die Wirbelsäule krümmen und die Bandscheiben stauchen.***

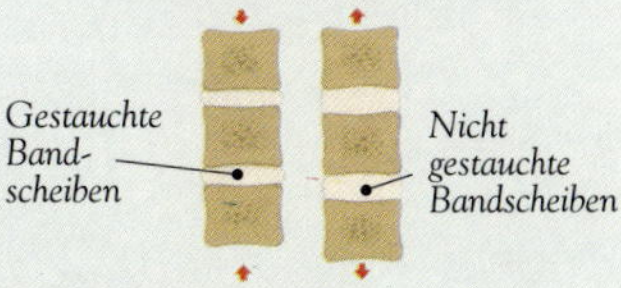

Oben: ***Die Auswirkung von Verspannungen auf die Bandscheiben***

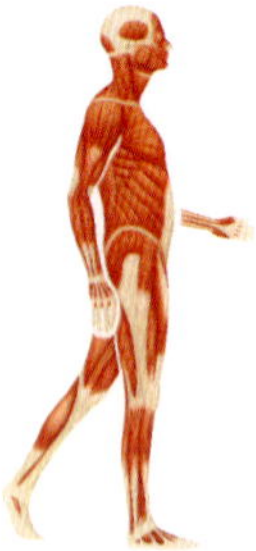

OBEN: ***Die Alexander-Technik befaßt sich mit dem Muskeltonus des gesamten Körpers.***

Die Bedeutung der Muskeln

Die meisten von uns schenken ihren Muskeln nur dann Beachtung, wenn sie schmerzen oder wenn ihr Aufbau gewünscht wird. Die Muskeln spielen jedoch eine wichtige Rolle bei der ordnungsgemäßen Funktion des Körpers. Die Alexander-Technik widmet sich gezielt ihrem »Gebrauch«, d. h. der Art und Weise, in der wir Energie in Bewegung umsetzen.

Ein Alexander-Lehrer wird mit seinem Schüler an dessen Muskeltonus (Muskelspannung) arbeiten. Verspannte Muskeln verfügen über einen Hypertonus, erschlaffte über einen Hypotonus. Unser individueller Muskeltonus beeinflußt unsere Bewegungsfreiheit und die Fähigkeit, unsere Haltung und Aktivität zu unterstützen.

MUSKELARTEN

Wir besitzen zwei Arten von Muskeln, die willkürlichen und die unwillkürlichen. Zu den unwillkürlichen Muskeln zählt die Muskulatur des Herzens, der Blutgefäße, des Magens und der Därme. Die unwillkürlichen Muskeln arbeiten ungeachtet unserer Aktivitäten oder Gedanken, d. h. sie arbeiten ohne bewußte Kontrolle. Ihre Aufgabe besteht darin, sich zusammenzuziehen und zu entspannen, um so die Körper-

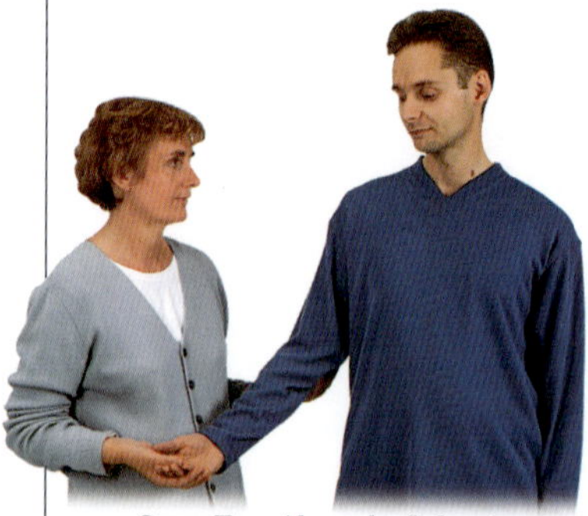

OBEN: ***Eine Alexander-Lehrerin zeigt einem Schüler, wie er die Muskelspannung im Arm lösen kann.***

funktionen aufrechtzuerhalten. Sie lassen sich nicht durch den Willen beeinflussen.

Zu den willkürlichen Muskeln zählen die Skelettmuskeln. Man bezeichnet sie als willkürlich, weil wir sie kraft des Willens bewegen und so kontrollieren können.

Bewegung

Die Muskeln können zusammengezogen oder gedehnt werden und sind daher sehr elastisch. Wenn wir sie richtig benutzen, können wir uns problemlos bewegen. Sind aber einzelne Muskeln unnötig kontrahiert oder auch erschlafft, wird unser Bewegungsspielraum verringert. Unsere gewohnheitsmäßigen Muskelkontraktionen, die meist unkontrolliert und unbewußt sind, beeinträchtigen unsere Haltung und Bewegung.

Wenn wir uns bewegen wollen, wird eine Botschaft vom Gehirn über das Nervensystem an die Muskeln gesandt. So können wir die Spannung unserer willkürlichen Muskeln durch gedankliche Einwirkung verändern. Wenn unsere Muskeln sich zusammenziehen, können wir sie auch bewußt anweisen, sich zu entspannen. Alexander-Lehrer arbeiten mit ihren Schülern an ihrem Körperbewußtsein, um mit der Zeit die richtige Muskelspannung zu erhalten.

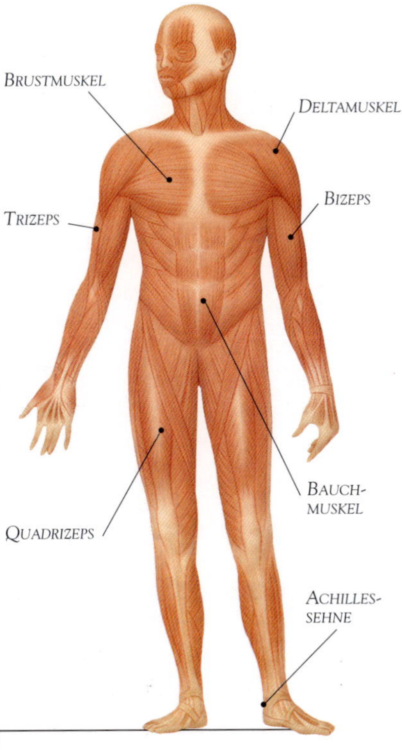

RECHTS: ***Es gibt etwa 640 Skelettmuskeln. Sie sind über Sehnen mit den Knochen verbunden.***

ATMEN

In den frühen Tagen seiner Arbeit wurde Alexander häufig als der »Atem-Mann« bezeichnet, weil er anderen half, ihre Atmung zu verbessern. Ärzte und Betroffene, die mit seiner Arbeit vertraut waren, zeigten sich ausgesprochen enthusiastisch.

Das Atmen ist eine unwillkürliche Handlung, trotzdem können wir es auf vielfältige Weise beeinflussen. Idealerweise sollte man entspannt durch die Nase ein- und ausatmen; auf diese Weise wird die Atemluft befeuchtet, gefiltert und angewärmt, ehe sie die Lungen erreicht. Aber viele von uns atmen durch

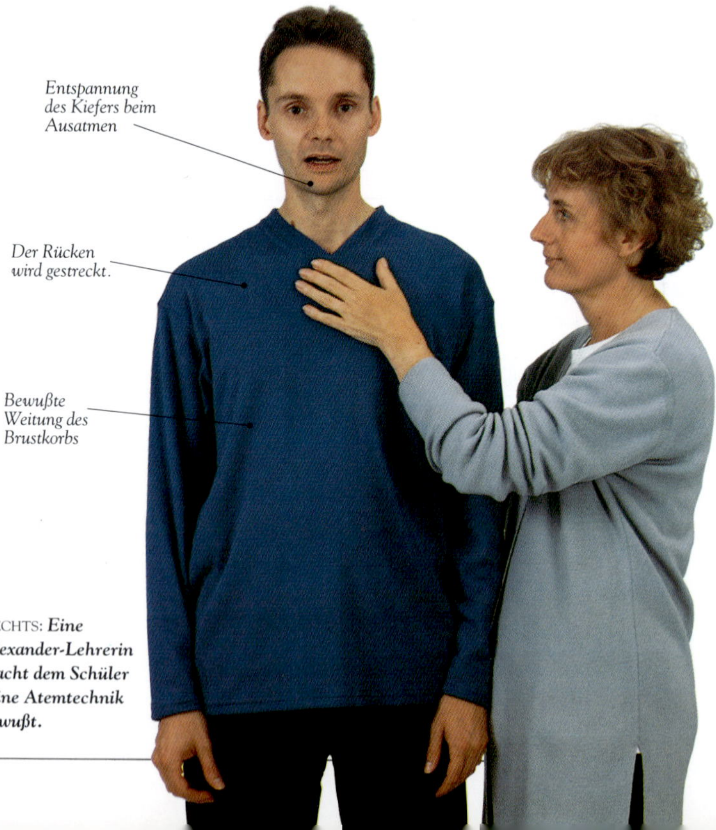

RECHTS: ***Eine Alexander-Lehrerin macht dem Schüler seine Atemtechnik bewußt.***

den Mund, schnappen nach Luft, halten den Atem an oder atmen flach und schnell. Was wir oft vergessen, ist, daß wir mit einer freien Atmung zur Welt kommen. Wie bei jedem anderen schlechten Körpergebrauch spielen auch hier seelische, geistige und körperliche Faktoren eine Rolle.

Wenn wir die Nackenmuskeln anspannen und den Kopf auf der Wirbelsäule fixieren, beeinflußt das den gesamten Rücken, den Brustkorb und das Zwerchfell. Schränken wir Brustkorb und Lungen weniger ein, verbessert sich sogleich unsere Fähigkeit, frei zu atmen. Viele Menschen leiden mehr oder weniger stark unter Atembeschwerden, die sich häufig auf Verspannungen in der Muskulatur von Brustwirbelsäule, Schultergürtel und Zwerchfell zurückführen lassen.

Alexander-Lehrer überprüfen ständig die Atmung des Schülers, arbeiten aber auch gezielt mit ihm an seiner Atemtechnik. Durch Konzentration auf das Ausatmen wird sich der Schüler eventueller Spannungen bewußt, die seine Atmung behindern.

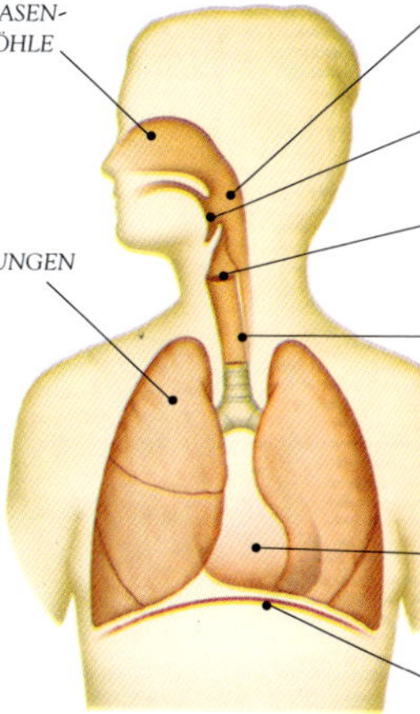

OBEN: ***Das Atmungssystem. Die Lunge besteht aus 600 Millionen Lungenbläschen, die Sauerstoff in das Blut transportieren und Kohlendioxid ausstoßen.***

DER SCHLÜSSEL ZU EINER GUTEN ATMUNG

- Das Einatmen geschieht unwillkürlich und sollte nicht erzwungen werden.
- Durch Nasenatmung wird die Luft befeuchtet, gefiltert und angewärmt, bevor sie die Lungen erreicht.
- Luftschnappen und Atemanhalten gehen mit einer Anspannung der Muskeln einher.
- Die Atmung wird durch die Beziehung von Kopf, Nacken und Rücken beeinflußt.
- Eine entspannte Haltung öffnet den Brustkorb und vertieft die Atmung.

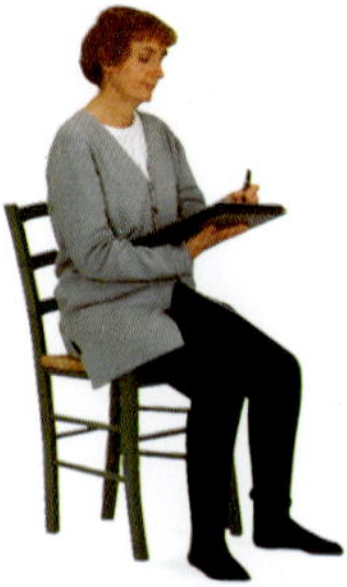

OBEN: **Der Lehrer wird sich zu Beginn einige Notizen über Ihren Fall machen.**

Die Arbeit mit einem Lehrer

Viele sind überrascht, daß sie die Alexander-Technik nicht in der Gruppe, sondern nur im Einzelunterricht erlernen können. Das Erlernen der Technik ist dem Erlernen des Autofahrens ähnlich – man kann sie sich nur auf individueller Basis aneignen. Zwar gibt es kollektive Gespräche, Klassen und Gruppen, aber sie sind kein Ersatz für den Einzelunterricht.

Das vielleicht wichtigste Kriterium bei der Auswahl eines Lehrers ist, ob Sie sich bei ihm wohl fühlen. Umgekehrt müssen Sie bereit sein, wirkliche Veränderungen vorzunehmen. Schüler, die von ihrer Familie oder von Freunden zum Unterricht gedrängt werden, sind unter Umständen so ablehnend und skeptisch, daß das Unternehmen zum Scheitern verurteilt ist.

Ihr Lehrer wird sehr eng mit Ihnen zusammenarbeiten und dabei seine Hände einsetzen, um Sie sanft zu leiten. Wenn Sie sich dabei unwohl fühlen, suchen Sie sich einen anderen Lehrer. Die individuellen Erfahrungen während einer Unterrichtsreihe variieren und hängen davon ab, warum jemand den Unterricht besucht und wie sehr er eine Veränderung anstrebt. Auch das Befinden am Ende einer Stunde ist recht unterschiedlich: Manche Menschen fühlen sich leicht und voller Energie, während andere die Schwere ihres Körpers fühlen und nur noch schlafen möchten. Bei den meisten

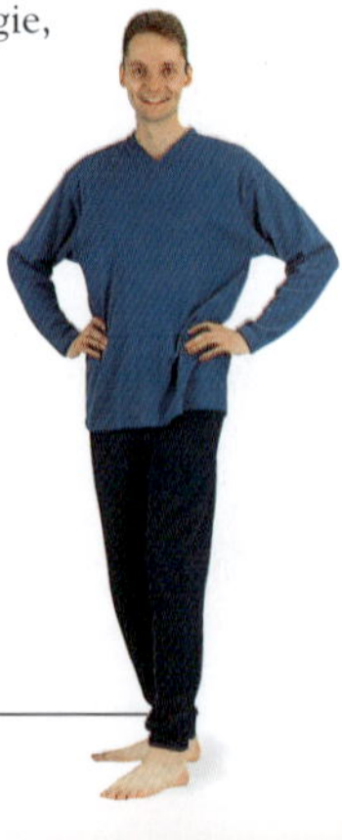

RECHTS: **Energiegeladen nach dem Unterricht!**

stellt sich ein Gefühl der Befreiung und Erleichterung sowie ein gesteigertes Wohlbefinden ein.

EINE UNTERRICHTSSTUNDE

Die erste Stunde beginnt mit einem Gespräch zwischen Ihnen und dem Lehrer über Ihre Motivation und die Beschwerden, unter denen Sie leiden. Auch Ihr normaler Tagesablauf wird ein Thema sein. Ihr Lehrer wird Ihnen die Prinzipien der Alexander-Technik erläutern und einige Details des Unterrichtsablaufs erklären.

EIN ALEXANDER-LEHRER WIRD FRAGEN STELLEN ZU:

- den Gründen Ihres Kommens;
- Ihren spezifischen Beschwerden;
- Ihrem Wissen über die Alexander-Technik;
- relevanten medizinischen Daten;
- Hobbys und Sportarten, die Sie regelmäßig betreiben.

UNTEN: ***Das Verständnis der Körperzusammenhänge ist ein wichtiger Faktor bei der Veränderung.***

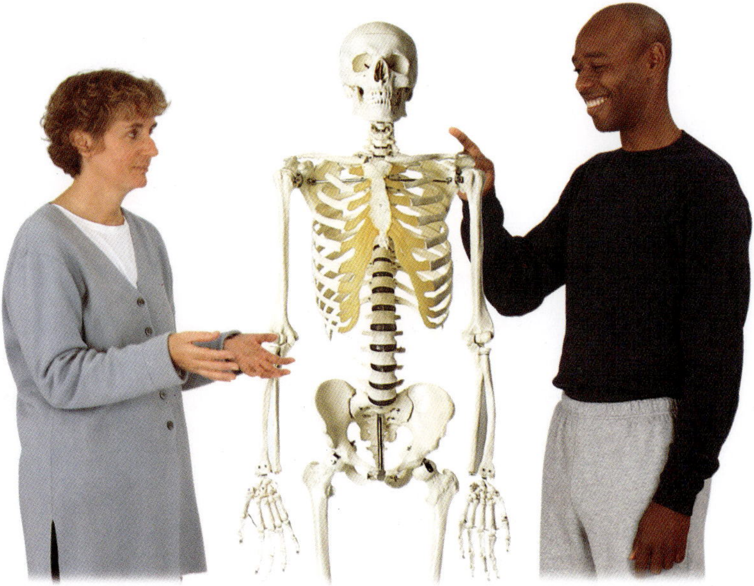

STEHEN UND SITZEN

Jeder Lehrer hat seine eigene Arbeitsmethode, aber jeder Unterricht beinhaltet sanfte Führung mit den Händen und verbale Instruktionen. Diese sollen Ihnen helfen, falsche Bewegungsmuster zu erkennen, und Ihnen zeigen, wie Sie neue Muster integrieren können. Ein Teil der Unterrichtsstunde ist Übungen mit einem Stuhl vorbehalten; der Schüler lernt dabei, aus dem Sitzen aufzustehen und sich aus dem Stehen hinzusetzen. Auf diese Weise kann der Lehrer die Kopfbalance betonen und an der Koordinierung der Muskeln in Nacken, Rücken und Beinen arbeiten.

SITZEN

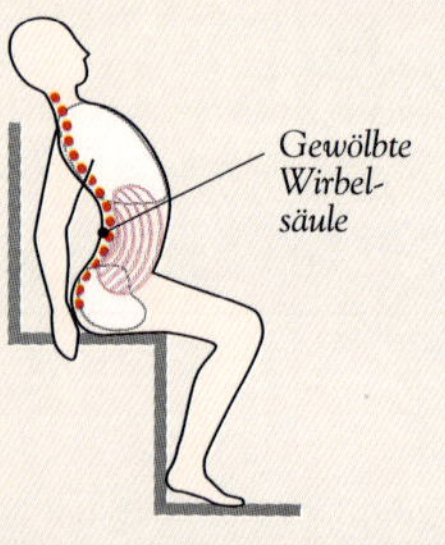

OBEN: ***Aufrechtes Sitzen in starrer Haltung bei falscher Wölbung des Rückens***

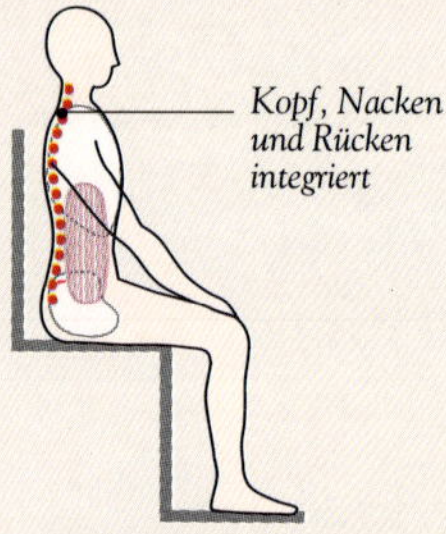

OBEN: ***Sitzen mit Haltung und Balance***

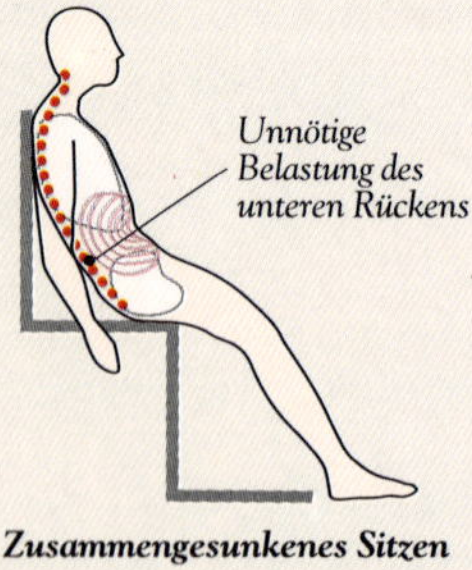

OBEN: ***Zusammengesunkenes Sitzen mit Druck auf den unteren Rücken***

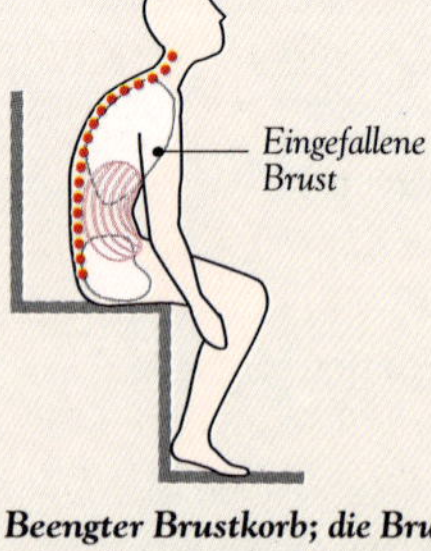

OBEN: ***Beengter Brustkorb; die Brustwirbelsäule ist stark gekrümmt.***

UNTEN: ***Der Schüler befindet sich in einer halb ausgestreckten Lage.***

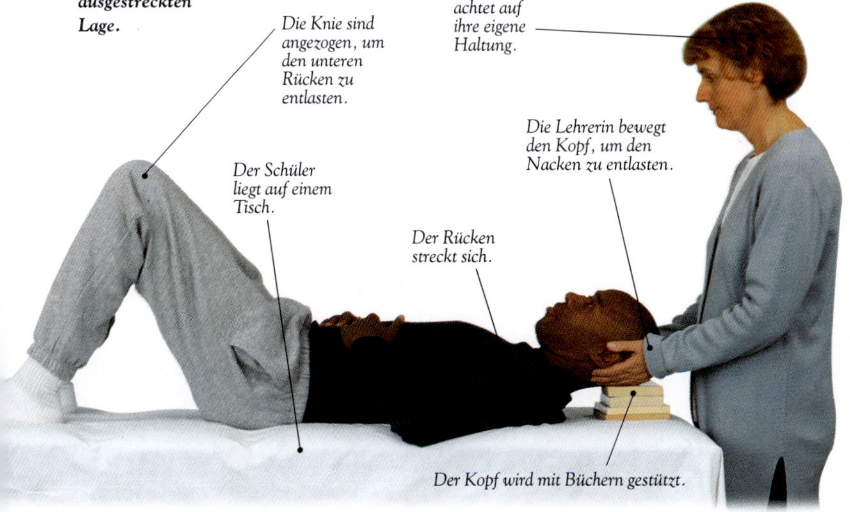

LIEGEN

Die meisten Lehrer verwenden einen Tisch, auf dem der Schüler in einer halb ausgestreckten Haltung liegt. Der Kopf wird auf einen kleinen Bücherstapel gebettet, um die Beziehung zwischen Kopf, Nacken und dem Rest des Körpers zu simulieren. In dieser Position spielt die Schwerkraft keine Rolle und der Schüler muß sich nicht mehr damit beschäftigen, sich aufrecht zu halten. Der Lehrer kann Arme, Beine und Kopf bewegen, um die Muskeln zu lockern, was wiederum die Gelenke befreit. Der Schüler kann fühlen, wie der Tisch sein Körpergewicht trägt, und ist so in der Lage, das Lösen der Anspannung zu erfahren, während der Lehrer an ihm arbeitet.

Für einige Schüler ist dieser Teil des Unterrichts so entspannend, daß sie dabei einschlafen. Allerdings sollten Sie Ihre Aufmerksamkeit konzentrieren und Ihre Empfindungen beobachten.

EMOTIONALE REAKTIONEN

Die emotionale Reaktion eines Schülers auf die Technik kann von spärlichen Empfindungen bis hin zu dramatischem Erleben reichen. Dazu zählen:

- ein Gefühl der Ruhe und Entrücktheit;
- das Loslassen jahrelang gewohnter Reaktionen auf Menschen und Situationen;
- ein sanfter Stimmungsumschwung und die Fähigkeit, effektiver mit schwierigen Situationen umzugehen;
- ein geringeres Verlangen nach Alkohol, Zigaretten und bestimmten Speisen;
- eine stärkere Verbindung zwischen dem physischen und dem emotionalen Zustand.

EMOTIONALE BEFREIUNG

Wenn die Grundprinzipien der Technik einmal verstanden sind und eine dynamische Beziehung zwischen Kopf und Nacken und dem Körpers besteht, ist der Schüler fähig, das Erlernte in seine täglichen Aktivitäten zu integrieren. Er fühlt sich im Idealfall energiegeladener, freier in seinen Bewegungen, ist besser in der Lage, seine Arbeit zu verrichten, oder entwickelt ein besseres Verhältnis zu seinem Körper. Einige Schüler machen auch wichtige emotionale Erfahrungen. Die Lösung lang existierender Spannungen im Körper kann auch zu einer Befreiung lang angestauter Gefühle führen – Depressionen oder Beklemmungen können gelindert werden, die Belastbarkeit wächst. Einige widmen durch den Alexander-Unterricht ihrem

UNTEN: ***Einige der möglichen emotionalen Auswirkungen der Alexander-Technik***

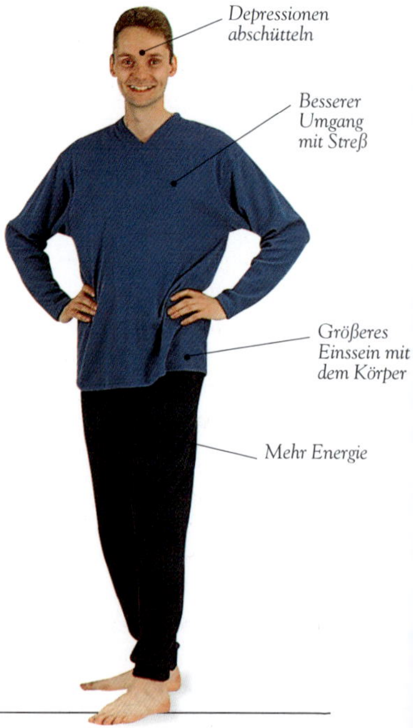
Depressionen abschütteln
Besserer Umgang mit Streß
Größeres Einssein mit dem Körper
Mehr Energie

Körper oder ihren Emotionen überhaupt zum ersten Mal Aufmerksamkeit.

Die Veränderung lebenslanger Gewohnheiten ist ein komplexer Vorgang, der unter Umständen die Hilfe weiterer Therapeuten erfordert. Akupunkteure, Homöopathen, Osteopathen, Reflexzonentherapeuten, Naturheilkundige oder Psychologen können hinzugezogen werden.

Ausbildung zum Alexander-Lehrer

Für die Zulassung als Alexander-Lehrer muß ein Kandidat ein dreijähriges Vollzeitstudium absolvieren. Als Vorbereitung darauf arbeiten die meisten eine beträchtliche Zeit als Einzelschüler mit einem Lehrer.

Zu den Studienthemen zählen Anatomie, Physiologie, die Beziehung zwischen Körper und Geist und die Bedeutung bestimmter medizinischer Zustände für die Technik; hinzu kommt ein gründliches Studium der Bücher Frederick Alexanders und anderer relevanter Autoren. Die Ausbildung verläuft vorwiegend auf praktischer Ebene. Bevor sie lernen, mit anderen zu arbeiten, arbeiten die Studenten unter Anleitung der Lehrer vor allem an ihrem eigenen »Körpergebrauch«. Nach erfolgreichem Abschluß des Studiums erhalten sie ein Abschlußzertifikat der Schule. Beim deutschen Dachverband (S. 59) erhalten Sie Adressen von Alexander-Lehrern in Deutschland und Auskünfte über eine Ausbildung.

Bedenken?

Alexander-Lehrer führen den Körper sehr sanft mit den Händen. Der Kraftaufwand dabei ist so gering, daß ein Schaden auszuschließen ist. Die Lehrer manipulieren den Körper auch nicht. Wenn beim Einführungsgespräch ernsthafte medizinische Beeinträchtigungen zur Diskussion stehen, wird der Lehrer Sie an Ihren Hausarzt verweisen, insbesondere, wenn Sie diesen nicht bereits im Vorfeld konsultiert haben.

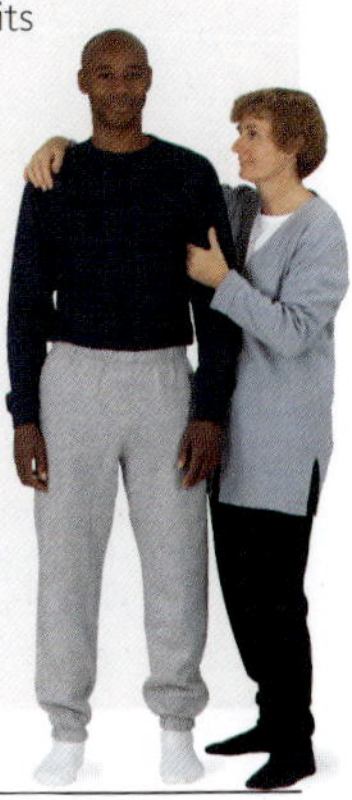

Rechts: ***Die Lehrer arbeiten sanft und unaufdringlich mit den Händen.***

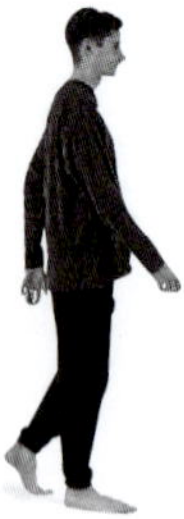

OBEN: ***Beim befreiten Gehen ist der Körper im Gleichgewicht.***

Übungen zu Hause

Jeder kann eine Menge für sich selbst tun. Allerdings sind die Anregungen auf den folgenden Seiten kein Ersatz für professionellen Alexander-Unterricht. Langfristig erworbene Haltungsfehler werden nicht gleich verschwinden, nur weil Sie mit einem besseren Verständnis das Sitzen und Stehen üben.

Die Bewegungen von Kopf und Nacken sind der Schlüssel zu jeder Aktivität, und nur durch Bewegungsfreiheit in diesem Bereich lassen sich Aktivitäten effizient ausführen. Die folgenden Vorschläge sollen Ihnen ein Bewußtsein für Ihren Körper und seinen Gebrauch vermitteln. Dabei kann es helfen, andere zu beobachten – achten Sie darauf, wie sie sitzen, stehen oder gehen. Wenn wir beim Sitzen oder Stehen eine Menge unnötiger Spannung erzeugen, fühlen wir uns am Ende des Tages müde und überreizt. Um dem vorzubeugen, muß man die körperliche Anspannung, die für eine Aktivität eingesetzt wird, reduzieren.

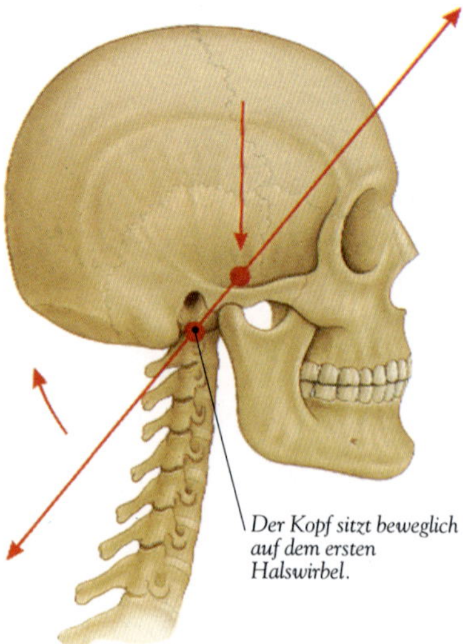

RECHTS: ***Eine Lösung der Spannung in den subokzipitalen Muskeln im Nacken erlaubt dem Kopf, nach vorne und oben zu weisen.***

SITZEN

Achten Sie darauf, wie Sie auf einem Stuhl sitzen. Wird Ihr Rücken gestützt? Sind Ihre Füße hinter die Stuhlbeine gehakt? Sitzen Sie mit natürlicher Balance, oder sacken Sie auf dem Stuhl zusammen?

Es ist wichtig, einen Stuhl zu wählen, der den Rücken stützt und den Füßen erlaubt, flach auf dem Boden zu stehen. Heute sind verschiedene Bürostühle auf dem Markt, die den Körper bei der Arbeit an einem Schreibtisch oder einer Tastatur unterstützen. Für die allgemeine Verwendung zu Hause eignet sich ein Stuhl mit gerader Lehne am besten. Die folgenden Tips zeigen, wie man richtig sitzt.

1 Setzen Sie sich so weit wie möglich im Stuhl zurück, so daß die Stuhllehne Sie stützen kann. Stellen Sie sich vor, wie Sie Ihren Körper zentrieren, und werden Sie sich bewußt, wie Ihre Sitzknochen mit dem Stuhl in Verbindung treten. Die Sitzknochen sind die beiden Knochen an der Basis des Beckens, die von den Gesäßmuskeln überzogen sind. Wenn Sie richtig auf dem Stuhl sitzen, sollten Sie Ihre Sitzknochen fühlen können.

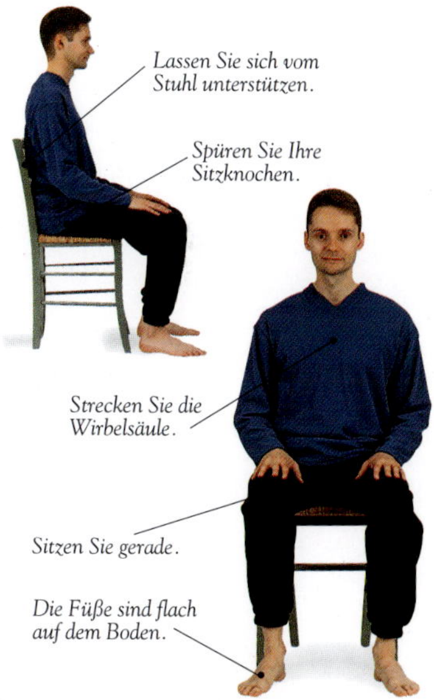
Lassen Sie sich vom Stuhl unterstützen.
Spüren Sie Ihre Sitzknochen.
Strecken Sie die Wirbelsäule.
Sitzen Sie gerade.
Die Füße sind flach auf dem Boden.

2 Lassen Sie Ihr Gewicht durch die Sitzknochen sinken, ohne in sich zusammenzusacken. Stellen Sie sich die Sitzknochen als Ausgangsbereich vor, von dem aus Sie sich das Aufrichten der Wirbelsäule denken. Achten Sie darauf, daß Ihre Füße in Hüftbreite flach auf dem Boden ruhen.

STEHEN

Wie stehen Sie? Verschränken Sie die Arme und ziehen Sie die Schultern hoch? Drücken Sie die Knie nach hinten durch? Ruht das Gewicht mehr auf der einen Hüfte als auf der anderen? Kippen Sie in der Hüfte nach hinten, oder lehnen Sie sich nach vorne? Achten Sie auf Ihre Füße – zeigen die Zehen nach innen oder nach außen?

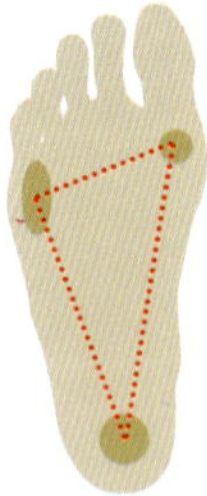

OBEN: **Die drei Stützpunkte am Fuß**

ERDANZIEHUNGSKRAFT

Wenn wir stehen, arbeiten wir gegen die Erdanziehung, was einen beträchtlichen Aufwand an Muskelkraft erfordert. Gleichzeitig müssen wir unseren empfindlichen Gleichgewichtssinn einsetzen, indem wir uns unserer sensorischen und motorischen Mechanismen bedienen. Um dies mit Leichtigkeit zu erreichen, müssen wir uns auf ein Minimum der eingesetzten Muskelanstrengung beschränken.

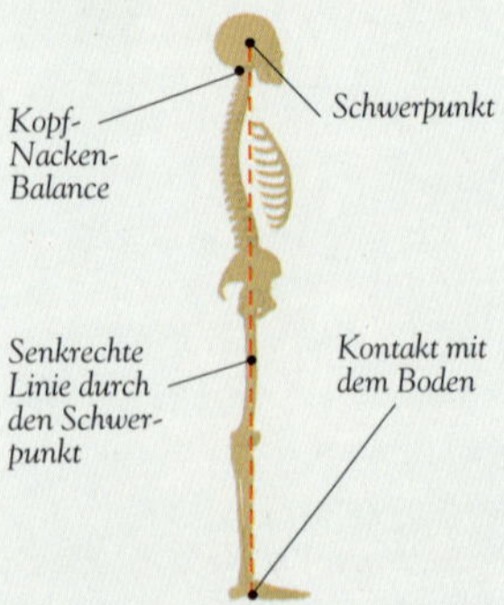

1 Stehen Sie mit hüftbreit gespreizten Beinen da. Stellen Sie sich vor, wie Ihr Gewicht gleichmäßig verteilt an den Beinen hinunter und durch die Füße fällt. Die Knie sollten nicht durchgedrückt oder gebeugt sein.

2 Stellen Sie sich vor, daß Ihr Gewicht lotrecht durch die Ferse fällt. Denken Sie sich Ihre Füße als Dreiecke: Der Großteil des Gewichts ruht auf der Ferse und wird an den Ballen von der großen und der kleinen Zehe ausbalanciert.

3 Lassen Sie sich vom Boden tragen, und denken Sie daran, die Wirbelsäule aufzurichten. Sie sollten weder starr, noch zusammengesunken stehen, sondern mit zentriertem Körpergewicht, so daß Sie sich im Hüftgelenk weder vor- noch zurücklehnen.

AUSBALANCIERTES STEHEN

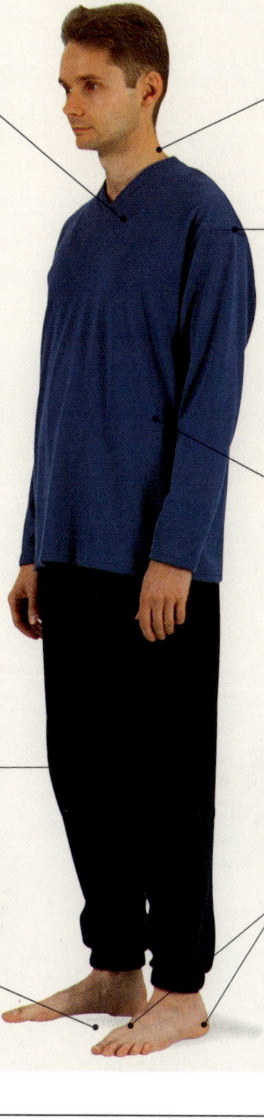

RECHTS: ***Ausbalanciertes Stehen heißt, weder zu versteifen noch zusammenzusacken.***

LIEGEN

Eine Reihe von Unterrichtsstunden ist dem Thema Liegen in halb ausgestreckter Haltung gewidmet. Sie werden ermutigt, mindestens einmal täglich 10–20 Minuten in dieser Weise zu liegen. Liegen versetzt uns in einen Zustand der Ruhe, in dem wir uns dafür entscheiden, nichts zu tun. Wir können uns erholen und uns das Ausmaß an aufgebauter Spannung bewußt machen. Wir können den Körper strecken, die Schultern lockern und den Druck von den Gelenken nehmen.

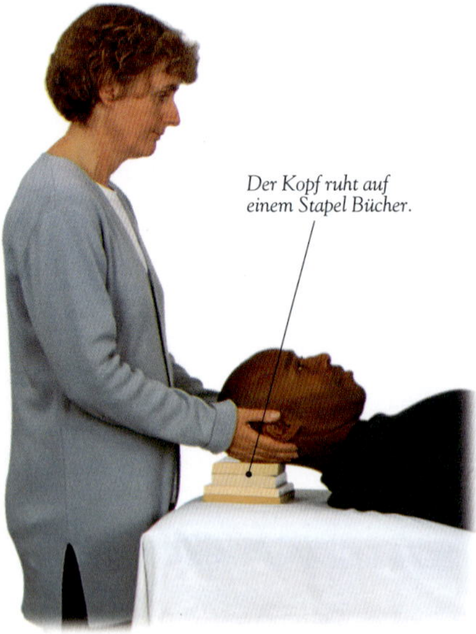

OBEN: **Die Lehrerin arbeitet an Kopf und Nacken, während der Schüler in halb ausgestreckter Haltung liegt.**

1 Legen Sie sich auf den Boden – wenn Sie keinen Teppich haben, benötigen Sie eine Decke oder Matte. Legen Sie sich einen kleinen Stapel Taschenbücher unter den Kopf. Sie sollten unter dem Hinterkopf direkt über dem Nacken liegen, aber nicht in den Nacken drücken. Die Anzahl der benötigten Bücher ist von Person zu Person unterschiedlich und hängt von der Länge des Nackens und der Krümmung der Wirbelsäule ab.

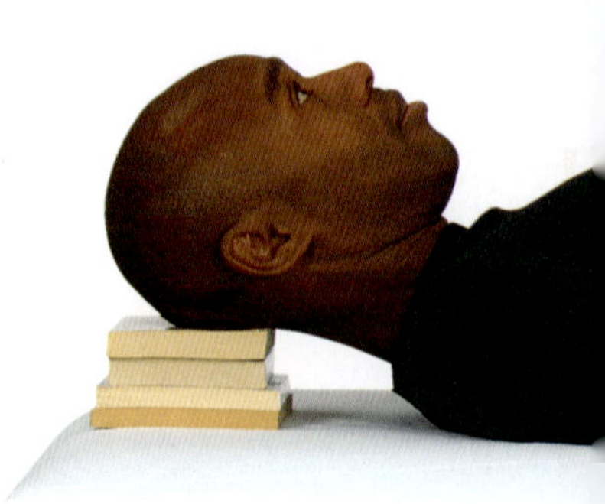

Der Bücherstapel sollte so hoch sein, daß Ihr Kopf nicht nach hinten kippt, doch nicht so hoch, daß das Kinn auf der Brust ruht. Ein Maß zwischen diesen Extremen wird Ihren Kopf ins Gleichgewicht bringen und Ihren Nackenmuskeln erlauben, sich zu strecken.

2 Ziehen Sie die Beine an, so daß die Füße relativ nahe am Körper flach auf dem Boden aufliegen. Ihre Füße sollten schulterbreit auseinanderstehen, so daß die Beine weder nach außen klappen, noch so nahe aneinander liegen, daß eine Muskelspannung entsteht. Die Knie sollten zur Decke weisen.

3 Legen Sie die Handflächen auf den Magen, während die Ellenbogen auf dem Boden ruhen. Diese Position ermöglicht eine größere Öffnung des Schultergürtels. Lassen Sie die Beine wieder nach unten gleiten.

Achten Sie darauf, dazuliegen, ohne etwas zu tun, aber konzentrieren Sie Ihre Aufmerksamkeit auf die Punkte, an denen Ihr Körper mit dem Boden in Kontakt steht. Lassen Sie sich vom Boden tragen.

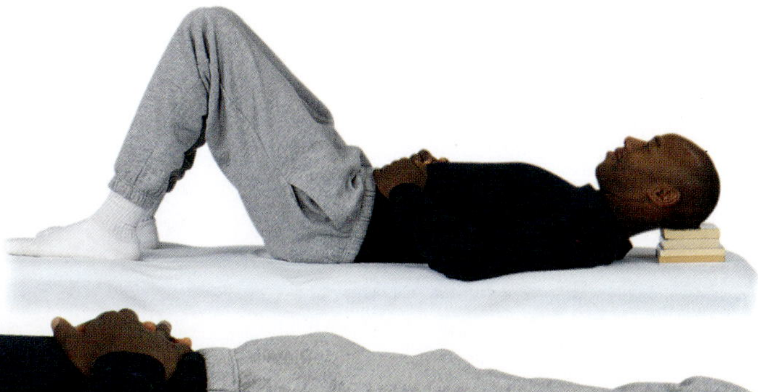

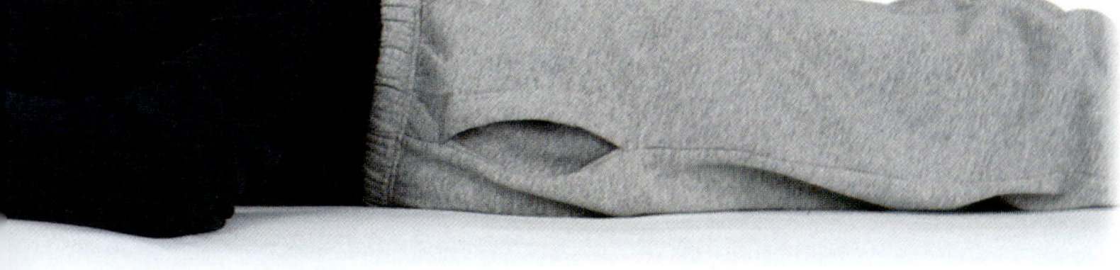

SCHREIBEN

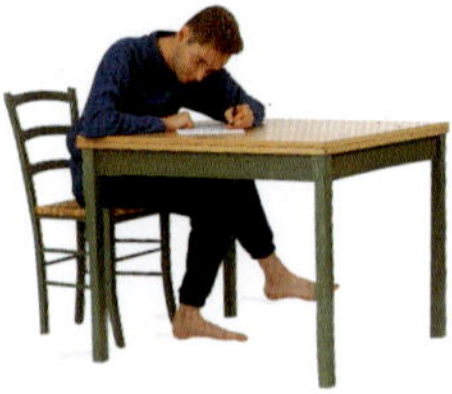

OBEN: **Die meisten Menschen verdrehen sich beim Schreiben in eine unnatürliche Haltung.**

Unsere Schreibhaltung entwickeln wir oftmals schon in der Schule, während wir schreiben lernen. Beugen wir uns über den Tisch? Ist der Kopf zur Seite geneigt? Umklammern wir den Stift? Wieviel Spannung erzeugen wir in Arm und Handgelenk? Stützen wir uns auf den Ellenbogen? Sind unsere Füße hinter die Stuhlbeine gehakt?

1 Um mit Leichtigkeit schreiben zu können, sollte die Arbeitsfläche geneigt sein. Eine verstellbare Schreibplatte ist ideal, Sie können sich aber auch mit einem Brett und einer Stütze behelfen.

2 Achten Sie darauf, gerade auf dem Stuhl zu sitzen, so daß die Füße flach auf dem Boden ruhen, wie im Kapitel über das Sitzen (S. 47) beschrieben.

3 Achten Sie darauf, daß Ihr Handgelenk nicht starr und verkrampft ist, sondern frei und flexibel bleibt, und lassen Sie eventuell vorhandene Anspannung im Arm sich von selbst lösen.

4 Konzentrieren Sie sich auf das Halten des Stifts. Die meisten Menschen umgreifen den Stift zu fest, wodurch sich das Handgelenk versteift und zu Anspannung im Arm führt. Versuchen Sie, den Stift locker zu halten und lassen Sie dabei Daumen und Zeigefinger so viel Bewegungsfreiheit wie möglich. Versuchen Sie zunächst, geschwungene Formen auf das Papier zu zeichnen, und experimentieren Sie dann mit Schrift. Ihr Schreibstil mag sich dabei ändern, aber Sie werden feststellen, daß das Schreiben so weniger Energie kostet.

UNTEN: **Ausbalanciertes Sitzen mit angewinkelter Schreibfläche ermöglicht größere Bewegungsfreiheit.**

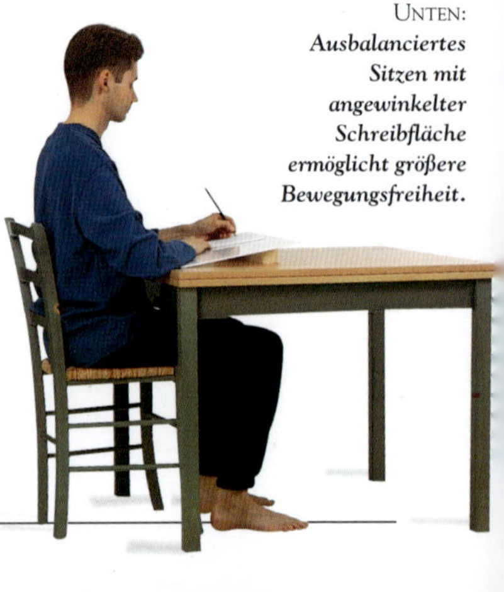

ARBEITEN AM COMPUTER

Um eine Überbelastung von Schultern und Nacken zu vermeiden, sollten Sie so hoch sitzen, daß sich die Ellenbogen auf einer Höhe mit den Handgelenken befinden. Wenn die Ellenbogen durchhängen, werden die Handgelenke gebeugt und angespannt. Sorgen Sie dafür, daß Tisch und Stuhl die richtige Höhe haben. Wenn Sie Ihre Sitzfläche so anheben müssen, daß die Füße nicht mehr auf dem Boden ruhen, müssen Sie eine Fußstütze verwenden.

Können Sie den Bildschirm ganz überschauen, ohne den Kopf heben oder senken zu müssen? Die meisten Monitore stehen zu niedrig und können leicht mit einigen Büchern angehoben werden. Setzen Sie sich gerade hin, so daß Monitor und Tastatur direkt vor Ihnen stehen. Die Verwendung eines Vorlagenhalters ist sinnvoll, da Sie so den Kopf nicht beständig nach unten und zur Seite und wieder zurück bewegen müssen, um zwischen Vorlage und Monitor zu wechseln.

Vor einem Monitor kann man leicht die Zeit vergessen und in eine starre Haltung verfallen. Machen Sie alle 25–30 Minuten eine Pause, die Sie nutzen sollten, um aufzustehen und etwas umherzugehen.

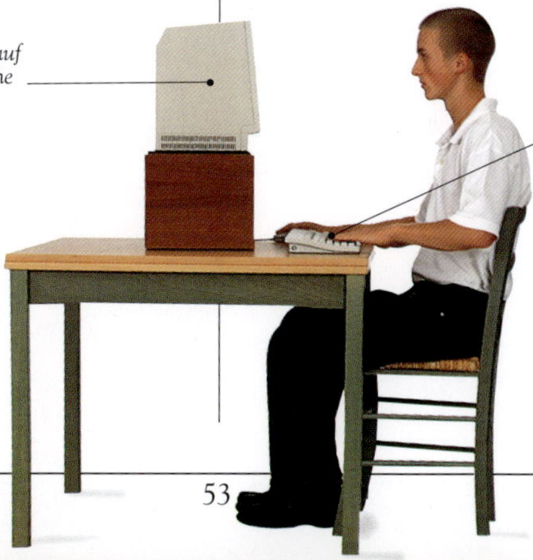

RECHTS: ***Unter Umständen müssen Sie improvisieren, um sich den Arbeitsplatz richtig einzurichten.***

Erkrankungen

Durch eine Serie von Unterrichtsstunden lassen sich eine ganze Reihe von Beschwerden bessern. Die Lehrer arbeiten an der Beziehung zwischen Körper und Geist und am gesamten Körpermechanismus, nicht nur an einem isolierten Körperteil. Die Resultate variieren: Es können dramatische Veränderungen eintreten, oder es setzt ein allmählicher Besserungsprozeß ein. Auf den folgenden Seiten finden Sie einige der häufig auftretenden Erkrankungen, die mit Hilfe der Alexander-Technik gebessert werden können.

HERZERKRANKUNGEN

Manchen Menschen mit Herzerkrankungen kann die Technik helfen, denn wenn den inneren Organen mehr Raum gegeben wird, können sie effektiver arbeiten, und wenn sich Anspannungen lösen, verbessern sich auch Kreislauf und Durchblutung.

HYPERTONIE (HOHER BLUTDRUCK)

Hoher Blutdruck wird oft durch Anspannung und Streß verursacht. Eine Studie über Streß bei Musikstudenten belegt, daß der Blutdruck nach Alexander-Stunden deutlich niedrigere Werte zeigt.

ATEMBESCHWERDEN

Die Gründe, warum Menschen unter Atembeschwerden leiden, sind vielfältig, aber oftmals haben sie sich eine flache Atmung

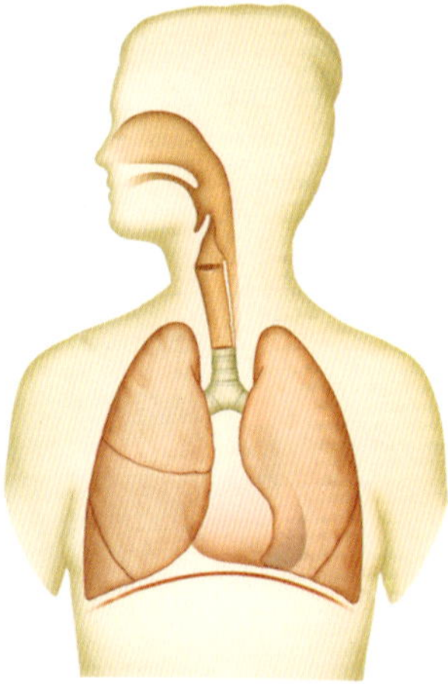

angewöhnt oder halten häufig den Atem an. Bei Studien, die vor und nach einer Reihe von Alexander-Stunden durchgeführt wurden, stellte sich heraus, daß die Atmung hinterher tiefer, langsamer und effizienter war. Alexander-Lehrer arbeiten mit den Schülern an ihrem allgemeinen Körpergebrauch, was zugleich die Atmung verbessert. Sie berücksichtigen dabei auch einzelne Gewohnheiten, die die Atmung beeinträchtigen können.

Asthma

Wenn Brustkorb und Zwerchfell mehr Raum bekommen, die Lungenkapazität erhöht und die Atmung verbessert ist, können Asthmaanfälle eventuell reduziert oder verhindert werden.

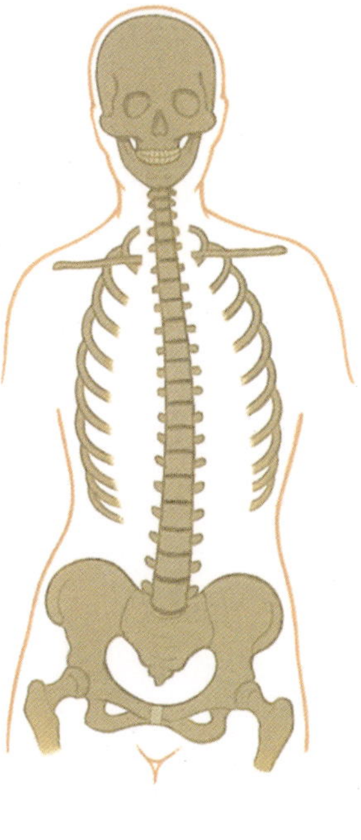

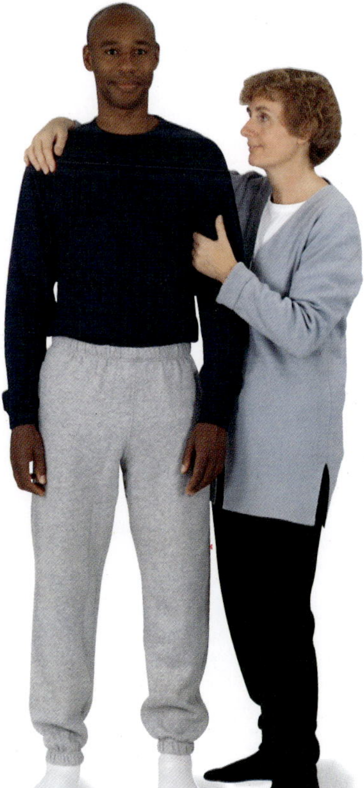

Verdauungsstörungen

Wenn der gesamte Körper gestreckt und geweitet wird, erhalten die inneren Organe mehr Raum zum Arbeiten. Verschiedene Störungen des Verdauungssystems lassen sich mit Hilfe der Alexander-Technik bessern.

Parkinsonsche Krankheit

Eine neue Studie mit Alexander-Schülern zeigt eine deutliche Reduzierung von Depressionen, ein deutlich positiveres Körperbild und wesentlich weniger Schwierigkeiten beim Ausführen der täglichen Aktivitäten.

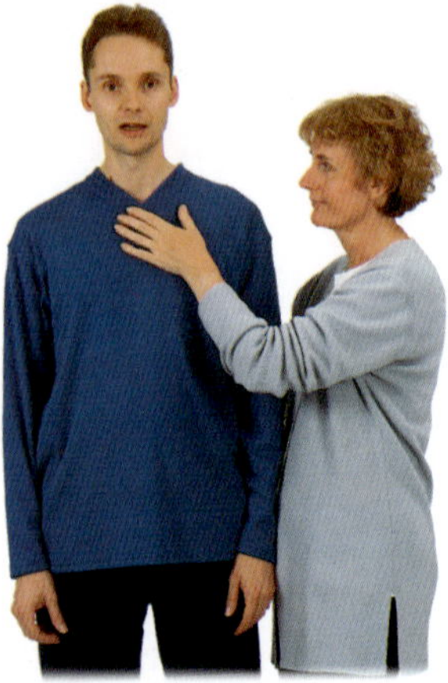

Emotionale Probleme

Während sie sich der Verbindung von Körper und Geist bewußter werden und ein stärkeres Wohlbefinden entwickeln, stellen Schüler häufig fest, daß sie zufriedener mit sich selbst sind. Viele Menschen fühlen sich nach dem Unterricht belebt und verjüngt, wodurch sie besser mit emotionalen Problemen umgehen können.

Beklemmung

Schüler, die unter Beklemmungen leiden, entspannen sich durch die Arbeit an ihrer Atmung und lernen dabei, sich weniger »aufzuregen«.

Kopfschmerzen und Migräne

Kopfschmerzen und Migräne haben viele Ursachen sowohl emotionaler wie physischer Natur. Indem sie an der Balance von Kopf und Nacken und an der Verbesserung ihres allgemeinen Körpergebrauchs arbeiten, können Schüler die Häufigkeit der Anfälle reduzieren.

Stress

Streß ist heute eine der Hauptursachen für Gesundheitsprobleme. Er kann direkter Auslöser für Reizkolon, chronische Kopfschmerzen, Verdauungsstörungen, Schlaflosigkeit, sowie für Atmungs- und Hautprobleme sein. Beruhigung, Reduzierung von Muskelspannung und Arbeit an der Beziehung von Körper und Geist zur Verbesserung aller Reaktionen kann dem Streßgeplagten helfen.

Schlafstörungen

Einige Schüler stellen fest, daß ihr Schlaf durch die Lösung der Muskelspannung und die Verbesserung

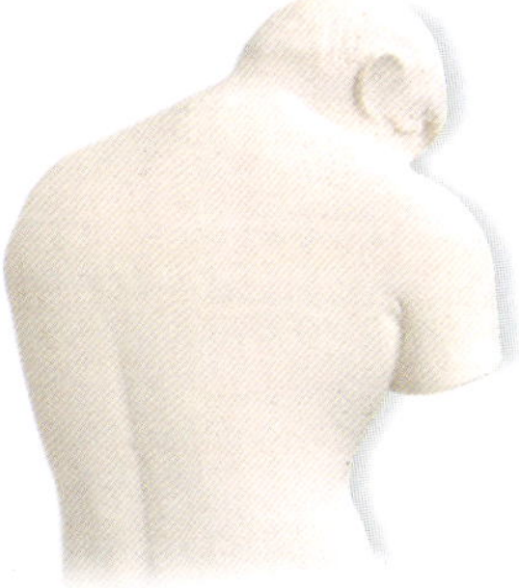

des allgemeinen Körpergebrauchs tiefer und erholsamer wird.

NACKENSCHMERZEN

Spannungen in den Nackenmuskeln und eine falsche Kopf-Nacken-Balance führen zu Steifigkeit und Schmerzen. Sobald ein Schüler mit der Arbeit an der Beziehung zwischen Kopf, Nacken und Rücken beginnt, stellt sich eine allgemeine Besserung ein.

RÜCKENSCHMERZEN

Durch Verbesserung von Haltung und Balance sowie durch Reduzierung der Muskelspannung können Rückenschmerzen gelindert werden.

BANDSCHEIBENPROBLEME

Die zwischen den Wirbelkörpern liegenden Bandscheiben stehen bei ständigen Haltungs- und Bewegungsfehlern unter enormem Druck, was zu vielen Beschwerden führt. Wenn der Druck auf die Wirbelsäule reduziert wird, werden die Bandscheiben besser mit Nährstoffen versorgt, was einem weiteren Verfall Einhalt gebietet.

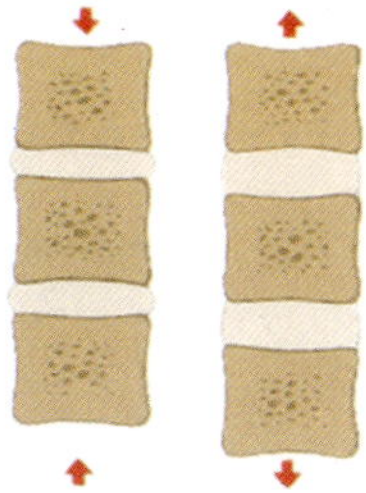

STEIFE SCHULTER

Durch Lösung von Muskelspannung, Reduzierung des Drucks auf die Gelenke und Arbeit am Körpergebrauch können steife Schultern gelockert werden.

ARTHRITIS

Wenn die Muskelspannung reduziert und die Balance verbessert wird, werden die Gelenke auch weniger belastet, was wiederum zu einer Besserung der Entzündungen und Schmerzen in den Gelenken führen kann.

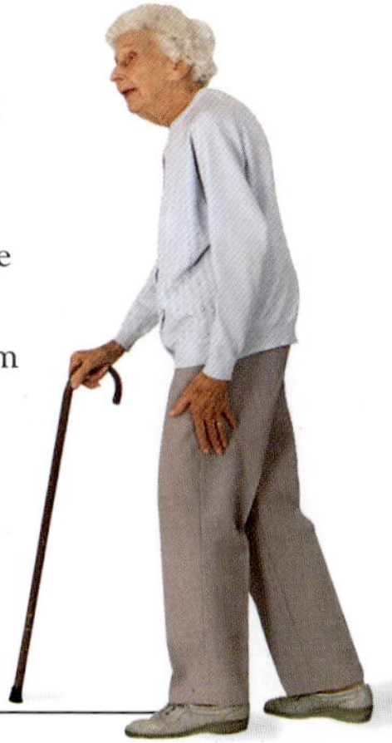

Sehnenscheidentzündung

Eine Sehnenscheidentzündung kann durch den richtigen Gebrauch des Körpers vermieden werden.

RSI

Repetitive Strain Injury (RSI) ist eine sich weltweit ausbreitende Erkrankung durch Bildschirm- und Tastaturarbeit. Bisher wurde zwar viel Zeit und Mühe in eine Verbesserung der Arbeitsumgebung investiert, aber nur sehr wenig in die Vorbeugung beim arbeitenden Menschen. Konstante Haltungsfehler bei fortwährend wiederholten Bewegungen sind die Wurzel des Problems. Der Zustand bessert sich, sobald die Betroffenen an ihrem generellen Körpergebrauch arbeiten.

Rehabilitation

Nach einer Verletzung (oder Operation) kann sich der Körper in einem Schockzustand befinden, und es kommt unvermeidlich zu Schmerzen. Unsere natürliche Reaktion auf Schmerz ist der Aufbau von Muskelanspannung. Eine Verbesserung des gesamten Körpergebrauchs kann den Heilungs- und Erholungsprozeß unterstützen.

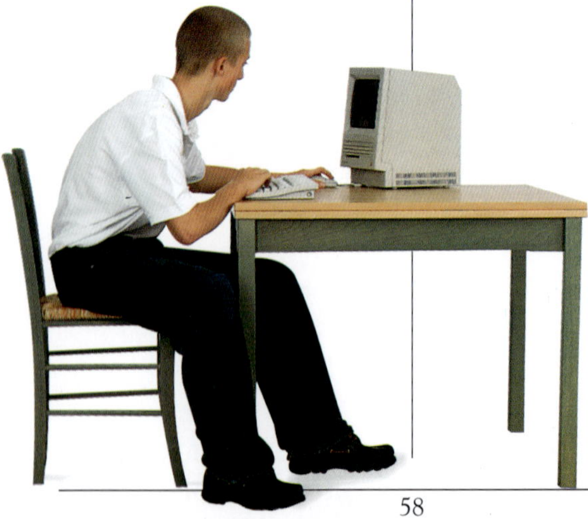

LINKS: ***Bei der Arbeit am Computer entwickeln wir Fehlhaltungen, die zu unnötiger Belastung führen.***

Literatur

Alexander, F. M.: DER GEBRAUCH DES SELBST, München

Barlow, W.: DIE ALEXANDER-TECHNIK, München

Brennan, R.: HANDBUCH ALEXANDER-TECHNIK, München

Drake, J.: ALEXANDER-TECHNIK IM ALLTAG, München

Hodgkinson, L.: DIE ALEXANDER-TECHNIK, München

Leibowitz/Connington: DIE ALEXANDER-TECHNIK, München

Bei der Könemann Verlags GmbH, Köln, sind erschienen:

Shealy, C.: DIE GROSSE ENZYKLOPÄDIE DER HEILKUNDE

Sutcliffe, J.: DIE GROSSE ENZYKLOPÄDIE DER ALTERNATIVEN HEILMETHODEN

Adressen

Ailsa Masterton
The North London Alexander Practice
8C Courthope Road
GB-London NW3 2LB

Gesellschaft der Lehrer/innen der F. M. Alexander-Technik e. V. (G.L.A.T.)
Postfach 5312
79020 Freiburg
Tel. 0761-383357
Fax 0761-383357

The Society of Teachers of the Alexander Technique (STAT)
20 London House
266 Fulham Road
GB-London SW10 9EL
Tel. 0044-171-3521556
Fax 0044-171-3510828

In der gleichen Reihe

ALTERNATIVE MEDIZIN

AROMATHERAPIE

BACH-BLÜTENTHERAPIE

CHINESISCHE KRÄUTERHEILKUNDE

ERNÄHRUNGSTHERAPIE

HOMÖOPATHIE

MASSAGE

NATÜRLICHE HAUSMITTEL

PFLANZENHEILKUNDE

REFLEXZONENTHERAPIE

SHIATSU

VITAMINE UND MINERALSTOFFE

YOGA